Moi ?
Susceptible ?
Jamais !

Eyrolles
1, rue Thénard
75240 Paris Cedex 05

Consultez notre site :
www.editions-organisation.com

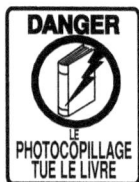

Valérie Bergère

Moi ?
Susceptible ?
Jamais !

EYROLLES

Je remercie chaleureusement Catherine Barbon pour ses apports, sa relecture critique et ses remarques exprimées dans un grand respect de ma propre susceptibilité !

Table des matières

TROISIÈME PARTIE
La susceptibilité
n'est pas une fatalité

Introduction

« *Je suis souvent étonné de voir combien chacun s'aime lui-même plus que tout et pourtant tienne moins compte de son propre jugement sur lui-même que de celui des autres.* »

Marc Aurèle

« Ce que tu peux être susceptible ! » ; « Tu prends mal tout ce que l'on te dit ! » ; « Un rien te vexe »... Qui n'a jamais entendu ce genre de reproches ?

C'est que la susceptibilité est affaire de sensibilité extrême : on réagit intensément aux propos ou actions d'autrui qui, le croit-on, viennent bousculer notre amour-propre et, au fil du temps, on s'installe dans une posture défensive – ou perçue comme telle ! Cette posture nous fait malheureusement souffrir et nuit le plus souvent à nos relations avec les autres.

Si la susceptibilité est un « défaut » – ce qui ne signifie pas grand-chose –, alors il faut reconnaître qu'il est très largement partagé.

En effet, il est rare d'observer le spectacle rassurant de deux individus échangeant sereinement au sujet de leurs failles respectives !

Un simple « Tu as grossi ! » ou « Tu n'aurais pas dû faire de cette manière » suffit parfois à mettre en péril des amitiés que l'on pensait éternelles.

De même, la remarque, somme toute professionnelle, d'un manager : « Ce n'est pas ce que j'attendais de vous » peut provoquer chez son collaborateur un repli sur soi ou une tension telle qu'elle dégrade rapidement son intégration au sein de l'équipe.

Mais où situer la frontière entre une « juste » et fine sensibilité à la critique et une sensibilité exacerbée, qui caractérise *a priori* la susceptibilité ?

Bien entendu, être touché, ou même blessé, par une remarque négative, une moquerie, une accusation ou un rejet paraît naturel et humain.

Nous serions aussi froids que les pierres si nous n'éprouvions pas de sensation désagréable lorsque notre entourage renvoie de nous une image non conforme à nos attentes. Cependant, entre être « éponge » et être « parapluie », termes fréquemment employés par des personnes se plaignant de leur « susceptibilité », il y a probablement une palette de sensibilités et de réponses possibles.

La « juste » sensibilité serait peut-être celle qui nous rendrait subtilement attentifs aux informations déplaisantes nous concernant tout en nous préservant d'une douleur excessive. Cette sensibilité-là, qui ne serait donc pas de la susceptibilité, nous permettrait de nous construire et nous développer ; elle nous guiderait dans nos choix puisqu'elle nous offrirait en permanence une connaissance et une conscience ajustées de nous-même grâce au regard de l'autre.

En revanche, la sensibilité douloureuse, parfois destructrice, semble nous enfermer à l'intérieur de nous-même, dans nos ruminations, nos doutes et nos spéculations. Elle nous « rend malade ». Elle est souvent vécue comme altérant la légitimité de nos attentes, la qualité de nos sentiments envers les autres, de nos échanges avec eux ; elle nous empêche tout simplement de profiter du présent.

De notre présent d'être humain imparfait au milieu des autres.

Par ailleurs, notre susceptibilité est aussi difficile à vivre... pour les autres.

Elle scande notre vie auprès d'eux d'attaques et de contre-attaques, de « piques » amères, de silences blessés, de ressentiments et finit par obérer la spontanéité des discussions.

Quel est ce curieux mal si répandu ?

La susceptibilité, quelle que soit la forme selon laquelle elle s'exprime, est une stratégie d'adaptation à ce que l'on croit être la dépréciation de notre image.

Malheureusement, elle constitue un mode de défense inadéquat : loin d'apaiser le trouble émotionnel et relationnel, elle le pérennise ou l'amplifie.

Qu'appelle-t-on « susceptibilité » ? Comment la reconnaît-on ? Quelles en sont les multiples causes ? Ces questions feront l'objet de la première partie.

Pourquoi les individus ont-ils une sensibilité si différente quant à l'image d'eux-mêmes ? Pourquoi cette collaboratrice que l'on a oublié d'inviter à une réunion boude-t-elle depuis plusieurs jours alors que ce collègue à qui l'on a dit que, décidément, il ne savait pas compter a plaisanté de ses fautes d'étourderie ?

Pourquoi ce jeune homme à qui l'on fait remarquer son grand nez se ferme-t-il comme une huître alors que cette femme dont on se moque du « menton en galoche » ne manque pas d'à-propos pour répondre qu'il fait justement son charme ? Qu'est-ce qui nous dispose à cette réceptivité aiguë nous conduisant à mal prendre des remarques pourtant « objectivement » fondées ou justement sans réelle portée ? Qu'est-ce qui fabrique cette douleur éphémère ou prête à s'installer ? Cela fera l'objet d'une seconde partie.

Enfin, parce que la susceptibilité, comme chacun de nos prétendus « traits de personnalité » n'est pas une fatalité, nous pouvons choisir comment les « bourreaux de Narcisse » vont nous affecter.

Comment chacun d'entre nous peut-il, à sa manière, faire d'un événement vécu comme blessant une opportunité de réflexion, d'interaction, de développement ? Il ne s'agit évidemment pas de devenir insensible, de se forger une carapace – comme on le croit parfois – contre les frustrations, les déceptions mais d'être capable d'opérer une sélection raisonnable entre ce qui mérite notre attention et ce qui ne le mérite pas, d'adopter un mode de réponse qui nous apaise intérieurement et enrichisse la relation qui s'établit avec notre entourage. Plus largement, il peut s'agir aussi de développer une acceptation de soi sereine, une philosophie de vie en communauté qui nous permettent de *tenir une place juste confortable mais pas trop, dans le monde que nous nous créons...*

Sans vexation, point de château de Versailles !

C'est en tout cas une légende populaire.

En effet, Louis XIV, convié à une fête grandiose donnée par le surintendant Fouquet au château de Vaux-le-Vicomte, est blessé dans son amour propre.

Il en veut à cet homme qui n'a selon lui cherché qu'à l'humilier en mettant en évidence ses richesses et en s'entourant des meilleurs artistes de l'époque.

Il décide alors d'incarcérer Fouquet... et de faire bâtir le château de Versailles ! Susceptibilité ou paranoïa ? Difficile de le dire mais cette anecdote, quelle que soit son authenticité, illustre bien l'effet moteur d'une dépréciation de l'image de soi.

Nous n'avons certes pas tous les moyens de prendre de telles revanches sur nos « agresseurs » mais qui d'entre nous ne s'est jamais senti poussé à agir à la suite d'une remarque vexante ou d'une situation vécue comme telle ?

PREMIÈRE PARTIE

Qu'est-ce que la susceptibilité ?

Un diagnostic « susceptible/pas susceptible » serait très arbitraire : quels seraient les indicateurs permettant de l'établir ? En outre, il ne présenterait pas d'intérêt, car une fois posé, qu'en ferions-nous ? Mieux vaut une démarche s'efforçant à décrire ce qu'un mot aussi fréquemment employé dans le langage courant peut signifier pour ceux qui l'emploient, à en proposer une définition souple, exempte de tout jugement moral, et à envisager les raisons pour lesquelles la susceptibilité peut constituer un « problème ».

Je parlerai tout au long de cet ouvrage des « individus que l'on dit ou qui se disent susceptibles » plutôt que des « individus susceptibles », alors même que cette formulation est moins fluide. Le fait de coller une étiquette à un individu me semble trop réducteur, trop « normalisant » et nous empêcherait d'envisager tant son extra-ordinaire complexité que sa fabuleuse capacité à évoluer.

Puisse le lecteur me pardonner cette lourdeur de style.

Si l'on vous affirme : « Je ne suis pas susceptible ! » le croyez-vous ?

Probablement avec difficultés… Pourtant, « être ou ne pas être susceptible » ne signifie pas grand-chose car comme tout adjectif censé dessiner les contours de notre personnalité, il fige plus qu'il ne décrit.

Dire « Je suis susceptible » sous-entend que l'on s'affuble d'un trait de personnalité fixe et distinctif. Cela n'est pas sans présenter un certain nombre de dangers. Car si l'on admet que la susceptibilité est un trait de caractère, une composante de la personnalité, alors il ne nous reste plus qu'à regretter de l'avoir attrapée comme on aurait attrapé un mauvais virus pour lequel il n'existe aucun traitement ! À moins de s'armer d'efforts et de patience pour entreprendre de changer sa « nature »…

> Paul affirme ainsi avec conviction qu'il est susceptible depuis son plus jeune âge – ses parents le lui ont toujours dit –, que c'est dans sa nature et qu'il n'arrivera jamais à ne plus l'être.

Il a bien entendu raison.

Envisager la situation en ces termes n'offre aucune issue.

Pour lui, les dés sont jetés et il n'y a plus qu'à subir. Pourtant, il martèle qu'il en a assez de perdre des amis à cause de son « fichu caractère susceptible ».

La personnalité peut s'envisager comme une réponse à une situation donnée, réponse à la situation en fonction de ce que l'on perçoit et comprend, en fonction de ce que l'on veut, ou de notre relation aux personnes qui nous entourent. Tout cela change en permanence… et peut être modifié.

À une vision de type statique – « Je suis comme ci ou comme ça », subs-tituons une vision de type dynamique, évolutive : « Dans telle situation, je réagis habituellement de telle ou telle manière, et ce n'est qu'une réac-tion possible parmi de nombreuses autres. »

1

Entre sensibilité et susceptibilité

La susceptibilité est avant tout sensibilité

La susceptibilité est une sensibilité exacerbée

Selon l'acception courante, nous sommes tous plus ou moins « susceptibles », c'est-à-dire, à en croire l'étymologie latine du mot, « capables de recevoir et, plus spécifiquement, de recevoir quelque chose qui nous modifie ».

> « **Susceptibilité** » est un terme très employé dans un certain nombre de dis-
> ciplines scientifiques, en médecine notamment, pour désigner un état de
> réceptivité particulièrement vif, *une propension à varier considérablement*
> sous l'effet de certains facteurs.

Il s'agit donc, au départ, d'une aptitude.

Ce n'est pourtant pas la signification que nous attribuons spontanément
à la susceptibilité, qui a si mauvaise réputation ! Néanmoins, ce premier
sens du mot « susceptible » est si proche de celui du mot « sensible »
qu'il semble intéressant d'emprunter un détour par ce concept.

Est sensible celui qui :

• est « capable de percevoir des impressions » ;

• « peut éprouver certaines sensations à un haut degré, a une faculté de
  recevoir certaines impressions très développées » ;

• a un « intérêt vif, un penchant marqué pour quelque chose »[1].

On remarque bien là que la sensibilité a meilleure presse.

En effet, la sensibilité, « propriété de la matière vivante de réagir de façon
spécifique à l'action de certains agents internes ou externes » constitue un
ingrédient, une ressource de notre développement émotionnel et intellectuel.

Elle conditionne et accompagne la construction de notre personnalité,
c'est-à-dire de notre façon de répondre à tel ou tel stimulus dans un
contexte donné. Elle s'apparente, comme le souligne Kant[2], à « la
capacité de recevoir des représentations grâce à la manière dont nous
sommes affectés par des objets ».

---

1. G. Gayrou, *Dictionnaire du français classique.*
2. *Critique de la raison pure.*

Sans sensibilité, sans perméabilité à l'environnement, pas d'apprentissage.

Par ailleurs, notre sensibilité est aussi sensibilité à l'autre.

Sans sensibilité au regard de l'autre, pas d'adaptation

L'enfant apprend et grandit en s'imprégnant de ce qu'il voit, entend et sent mais aussi en réagissant à l'effet que ses gestes, ses babillages, ses réponses produisent sur ses proches. Il apprend *dans et par* l'interaction avec son entourage, justement parce qu'il est capable de recevoir de lui des messages sur sa propre personne et sur l'impression qu'elle produit sur l'autre.

À l'âge adulte, notre disposition à écouter et à comprendre les réactions d'autrui est une des composantes de notre faculté d'adaptation et de notre intégration sociale.

En effet, comment pourrait-on entrer en contact avec quelqu'un sans accepter d'être le sujet de ses observations et sans recevoir ses « impressions » ?

Cette sensibilité à ce que nous provoquons chez autrui, cette aptitude à l'identifier subtilement aide à vivre au milieu de nos semblables. Elle nous conduit à ajuster nos compétences à celles exigées par la situation, et à nous aventurer sur des terrains inconnus.

Les réactions, remarques d'autrui sont une sorte de boussole… Elles nous indiquent une direction qu'il nous appartient de prendre ou non.

Elles nous offrent une vision de nous-même susceptible[1] de nous aider à évoluer parmi les autres.

---

1. Notons là un autre sens de « susceptible », extrêmement intéressant : qui peut subir telle opération, auquel on peut donner tel état du fait d'un agent extérieur.

Nous appellerons ainsi « sensibilité adaptative » cette ouverture aux opinions d'autrui nous concernant, nous et nos actions. Ouverture qui nous rend apte à entendre et à comprendre ce qui est exprimé par l'autre, à l'assimiler, à le soumettre à notre analyse et à l'intégrer à notre façon d'agir.

Quelles seraient, « dans un monde idéal », les principales conduites observables chez un individu qui développerait une forte sensibilité adaptative ?

– Il observerait les autres, repèrerait leurs attentes, leurs besoins, leurs contraintes pour mieux évaluer quelles réponses apporter en fonction de ses propres attentes, besoins et contraintes ;

– il poserait des questions sans présupposer qu'il sait déjà, creuserait les réponses pour s'assurer qu'il comprend ;

– il écouterait sans juger immédiatement, sans poser un diagnostic bon / mauvais, fort / faible, bien / mal…

– il s'efforcerait de parvenir à des compromis entre les exigences de chacun ;

– il ferait valoir ses besoins sans rejeter ceux des autres ;

– il chercherait, dans ce qui lui arrive, quelle est sa part de responsabilité et se focaliserait sur ce qu'il peut effectivement changer ;

– il accepterait que certains ne reconnaissent pas sa valeur.

Cependant, les choses seraient trop simples si notre sensibilité s'attachait à tenir scrupuleusement son rôle de juste réceptivité à l'environnement, sans écart de conduite, ou si elle décuplait, en toute circonstance, notre énergie à faire face !

© Eyrolles

La sensibilité : parfois un frein à l'adaptation[1]

Le sens moderne du terme est apparu au XVIIIe siècle. Il signifie « qui se blesse, se vexe facilement ».

En effet, quand elle souffre des messages de l'environnement, notre sensibilité semble « perdre les pédales » et oublie de faciliter notre adaptation ! Elle devient ce que l'on nomme communément la susceptibilité.

Mais de même que l'on dit « Je suis sensible au froid, au soleil, aux compliments… », il serait plus juste de dire « Je suis sensible aux critiques, aux moqueries ».

En effet, « Je suis susceptible » semble énoncer une caractéristique individuelle alors que « Je suis sensible à… » indique bien une caractéristique relationnelle.

Même si nous continuons d'employer l'adjectif « susceptible », ne perdons pas de vue que « sensible à » serait plus pertinent… et moins péremptoire.

L'amour-propre contrarié

On dit d'un individu qu'il est susceptible lorsqu'il est sensible au regard critique que l'on porte sur lui, ses actions, la vie qu'il mène, son entourage.

Est susceptible celui qui réagit de manière exacerbée à ce qu'il perçoit comme une attaque de l'extérieur.

---

1. Au sens de : permettant d'accomplir une fonction « vitale » ou en tout cas nécessaire à notre épanouissement, dans un contexte donné.

C'est que notre « amour-propre » n'est pas disposé à tout entendre, à subir[1], ni à se compromettre pour s'adapter aux autres. Et ce qui contrarie l'amour-propre constitue une vexation.

Du latin *vexatio*, la **vexation** signifie « agitation violente ».
Elle s'apparente à une tempête intérieure due aux violences qui sont infligées à notre image.

C'est la vexation de notre amour-propre qui heurte notre sensibilité ; on parle alors de susceptibilité.

Amour-propre, drôle de terme si l'on réfléchit bien.

S'agit-il de se vouer à soi-même son propre amour ?

Maine de Biran, dans son *Journal*, nous en donne une définition :

« L'amour de soi qui n'est que l'instinct vital, diffère de l'amour-propre qui tient à des idées acquises, à des comparaisons qui s'établissent entre nous et les autres. L'amour-propre est une extension de l'amour de soi et peut lui servir de supplément. »

Et Voltaire en fait l'apologie dans les *Lettres Philosophiques* : « Il est aussi impossible qu'une société puisse se former et subsister sans amour-propre, qu'il serait impossible de faire des enfants sans concupiscence, de songer à se nourrir sans appétit, etc. C'est l'amour de nous-mêmes qui assiste l'amour des autres ; c'est par nos besoins mutuels que nous sommes utiles au genre humain ; c'est le fondement de tout commerce ; c'est l'éternel lien des hommes. Sans lui il n'y aurait pas eu un art inventé, ni une société de dix personnes formée ; c'est cet amour-propre que chaque animal a reçu de la nature qui nous avertit de respecter celui des autres. La loi dirige cet amour-propre et la religion le perfectionne. »

---

1. Étymologiquement, susceptible signifie également « prendre par dessous, subir ».

© Eyrolles

14

Il serait, à l'instar de la sensibilité, un agent de notre adaptation à la vie collective et non ce « démon narcissique » à museler sous peine de passer pour égocentrique !

Je propose finalement de concevoir l'amour-propre sous l'angle proposé par Spinoza, c'est-à-dire comme « la joie qui naît de la considération de nous-même » ou encore comme la « satisfaction intérieure ».[1]

L'avantage d'une telle définition tient au lien qu'elle établit entre l'« état de notre amour-propre » et le plaisir ou le déplaisir que l'on éprouve à le considérer.

Ainsi, la susceptibilité n'est ni un défaut ni une qualité, mais un facteur d'insatisfaction intérieure, de déplaisir, parfois de mal-être avec soi-même, ainsi qu'avec les autres, et c'est ce qui la rend à mon avis digne d'intérêt.

Car, malheureusement, la « satisfaction intérieure » est fluctuante puisqu'elle dépend, notamment, du jugement d'autrui.

Elle est vulnérable au regard qui nous scrute. Elle est vulnérable car notre état émotionnel peut varier considérablement selon le sens que nous attribuons à ce regard. Nous pourrions alors considérer la suscep-tibilité comme une sensibilité qui échoue, dans une situation donnée, à s'adapter à l'environnement : aux prises avec les exigences de notre amour-propre, elle cède à sa tyrannie.

Vue sous cet angle, la susceptibilité serait une sensibilité qui ne joue pas pleinement son rôle de filtre à l'égard des informations extérieures, puisqu'elle ébranle un équilibre « intérieur » que l'on cherche en géné-ral à maintenir, sans qu'il soit possible de le rétablir rapidement ou dans de « bonnes » conditions.

---

1. Satisfaction intérieure : « Joie qui naît de ce que l'homme se considère lui-même et sa puissance d'agir ». *Éthique*, proposition LV.

Alors que la sensibilité au regard de l'autre serait facteur d'adaptation et de bien-être, la susceptibilité, au contraire, serait facteur, dans certains cas, de rupture et de mal-être.

Enfin, je voudrais souligner que, puisque nous sommes dotés d'un « amour-propre », nous avons de « bonnes » raisons d'être susceptibles ! Les jugements quotidiens nous confrontent plus souvent à des reproches qu'à des critiques constructives sur notre façon d'être et d'agir.

Par ailleurs, la moquerie est un instrument de communication privilégié dans nombre de situations.

Que cela nous irrite, nous mette en colère n'est pas si étonnant !

Que l'on se demande parfois, et notamment lorsque nos conduites ne nuisent à personne, « pourquoi se permet-on de me juger ? » n'est pas aberrant ! Mais s'insurger contre ces pratiques nous aide peu…

Qu'est-ce qui nous vexe ?

Nous vexe un signe d'autrui dont on croit qu'il nous exclut de son champ de reconnaissance.

L'objet de la vexation[1]

Certains domaines, plus que d'autres, semblent constituer des « niches à vexation », des « souches de susceptibilité » suscitant chez l'individu une vive émotivité. Tout se passe comme si sa sensibilité était formatée, c'est-à-dire préparée à recevoir telle ou telle information qui serait autrement passée inaperçue.

---

1. Les situations/événements que nous allons traiter sont présentés comme s'ils étaient indépendants. Dans la réalité, des micro-événements s'enchaînent les uns aux autres pour constituer un événement complexe.

Parmi ces domaines, on peut citer : l'apparence physique globale (se croire laid ou pas assez charmant), les détails physiques (poids, taille, nez, yeux, etc.), les traits de caractère (intelligence, orgueil, rigidité…), les valeurs (hypocrisie, infidélité, mesquinerie, injustice), les choix relationnels et existentiels (les proches, le métier, les opinions), les enfants et la manière dont ils sont éduqués.

Tout ce que nous percevons comme une particularité négative peut devenir sujet de vexation.

De la même manière, ne pas être reconnu dans ce que nous pensons être des qualités sûres qui nous caractérisent et nous font valoir – être élégant, intelligent, généreux, dynamique, équitable… – peut également vexer. Tout regard perçu comme dépréciateur, même s'il est imprécis, entraîne une réaction semblable.

Nathalie me raconta un jour qu'elle était mal à l'aise à l'idée de revoir un client car il lui avait fait une remarque blessante : il avait dit d'elle qu'il la trouvait gironde.

N'étant du coup plus sûre du sens de cet adjectif, je lui demandai ce qu'il voulait dire.

« Je ne sais pas, me répondit-elle… mais certainement rien de très valorisant pour moi ! »

Un mot sans signification précise pour elle, ressemblant même plutôt à un compliment si l'on se reporte à la définition du dictionnaire, mais perçu *globalement* comme désobligeant, l'avait touchée au point de ternir sa motivation à travailler avec ce client. Ce qui déclenche la vexation révèle donc parfois bien des mystères ! Cela signifie qu'il n'y a pas de règle – ou que je ne l'ai pas identifiée !

17

Lorsque l'on dit – car cela s'entend parfois – d'une personne que si elle est vexée, c'est que le « reproche » qui lui est fait est fondé faute de quoi, il ne la toucherait pas, on commet une erreur logique – un sophisme.

Être jugé négativement ou plutôt penser que l'on est jugé négativement, même si le jugement n'a pas d'objet clairement déterminé, suffit.

Un jugement dépréciateur

> « Nous sommes si présomptueux que nous voudrions être connus de toute la terre, et même des gens qui viendront quand nous ne serons plus. Et nous sommes si vains que l'estime de cinq ou six personnes qui nous environnent nous amuse et nous contente. »
>
> Pascal, Les Pensées.

Mais que dire lorsque ces cinq ou six personnes qui nous environnent nous signifient leur mésestime ?

Il est fréquent d'entendre : « Tout dépend de la personne qui adresse la critique. »

Et l'on imagine que cette dernière prend d'autant plus de poids qu'elle est avancée par une personne estimée, aimée à qui l'on a envie de plaire.

Les choses ne sont pourtant pas si simples.

Si l'on veut dresser une typologie des agresseurs « efficaces » – ceux dont les paroles nous affectent –, il est possible de dessiner trois cercles de proximité relationnelle :

Le premier cercle : les proches

Bien entendu, les personnes que l'on aime, que l'on admire, avec lesquelles on vit, sont plus à même de nous blesser car elles nous connaissent mieux que d'autres. Nous attendons par ailleurs d'elles qu'elles nous aiment à leur tour, et ce de manière inconditionnelle. Elles sont notre miroir et nous attendons qu'elles reflètent de nous « la plus belle image possible », apte à nous métamorphoser si nécessaire. Une seule critique d'elles suffisant à la déformer, nous courons le risque d'être rejetés, exclus de leur vie.

Nos proches sont, dans notre esprit, nos protecteurs, nos baumes contre les désarrois de la vie extérieure ; ils nous font souvent apparaître sous notre meilleur jour. Nous pensons – malheureusement ! – qu'ils ne nous aiment que pour ce que nous sommes, voire pour le meilleur de ce que nous pourrions être.

C'est pourquoi lorsque vexation il y a, elle s'accompagne de déception, d'amertume ou de rancœur ; elle est plus douloureuse.

Étienne n'a jamais vraiment pardonné à Sylvie, sa sœur, de lui avoir dit un jour qu'il était hypocrite – critique qu'il continue de trouver injuste.

Il croyait qu'elle le connaissait bien, qu'elle comprenait sans qu'il ait à les exprimer, ses intentions, les mobiles de ses actes.

Il a vécu cette remarque comme une trahison et ne parvient toujours pas, aujourd'hui, à être naturel avec elle car il sait qu'elle peut « mal » interpréter ses faits et gestes.

Le deuxième cercle : les relations sociales

Il est constitué des collègues de travail, des voisins et, de façon générale, des « relations » quotidiennes ou épisodiques.

Nous attendons d'eux, sans forcément en être conscients, qu'ils jouent le jeu de la courtoisie, de la politesse, qu'ils croient à l'image que nous choisissons de leur renvoyer.

Mais est-il si important de leur faire « bonne impression » ?

Oui, répondent la plupart d'entre nous.

Dans le travail, on aimerait le plus souvent être reconnu(e) comme professionnel, efficace, brillant, sympathique, charismatique… Et une remarque tendant à souligner qu'il en est peut-être autrement vient décevoir cet espoir.

Pour exemples ces témoignages de personnes qui se sont dites vexées par les remarques ou les questions suivantes :

Julie raconte : « Un jour, une collègue m'a dit qu'elle n'aimait pas le poster que j'avais affiché au-dessus de mon bureau. Pour moi, c'est comme si elle disait que j'avais mauvais goût. Encore aujourd'hui, je dois me forcer pour lui dire bonjour. »

Jules témoigne : « Un copain m'a demandé pourquoi j'avais acheté cette voiture (une décapotable rouge). Pour moi, c'est comme s'il m'accusait de "frimer". Je lui ai répondu, avec agressivité, "qu'est-ce que ça peut te faire ?" »

Stéphanie rapporte : « Une voisine m'a demandé, alors que l'on se croise plusieurs fois par semaine dans l'ascenseur, à quel étage j'allais. Je me suis dit que j'étais vraiment inexistante pour elle, qu'elle ne s'intéressait pas à moi et que, de toute façon, personne ne s'intéressait à moi. Ça m'a gâché la soirée. »

Le troisième cercle : les inconnus croisés au hasard des chemins

Si, dans la rue, un homme que vous ne connaissez pas vous insulte ou se moque de vous, il est probable que vous l'entendiez à peine tant son avis a peu d'importance.

Encore une idée reçue.

Marie raconte qu'un homme ivre l'a suivie dans le métro parisien en ironisant sur sa corpulence. Elle est rentrée chez elle en pleurant, se disant : « Même un alcoolique remarque à quel point je suis grosse ! »

Gardons-nous donc de conclure hâtivement que seules les personnes importantes à nos yeux sont aptes à blesser notre amour-propre.

Finalement, tout individu, proche ou inconnu, qui écorne notre image ou une de ses zones sensibles, exacerbe notre sensibilité à la critique. Ce qui varie en fonction de l'« agresseur », ce n'est donc pas tant la douleur que la réponse que l'on va donner et les conséquences qu'elle aura alors pour nous.

La « valeur affective » de l'agresseur n'est pas toujours déterminante dans la valeur de l'acte vexatoire.

Les reproches et les critiques

> « Tout reproche de ma mère, le moindre de ses froncements de sourcils, mettait en jeu ma sécurité : privée de son approbation, je ne me sentais plus le droit d'exister. »
> Beauvoir, *Mémoires de jeune fille*.

Si vous demandez à quelqu'un quel est son pire souvenir de vexation, il vous parlera peut-être d'un reproche qui l'a profondément bouleversé.

La trace en demeure tellement vive dans la mémoire qu'il se souvient certes des propos tenus, ou croit s'en souvenir, mais aussi de nombreuses composantes de la situation pourtant anodines pour un observateur extérieur : la manière dont il était habillé, le temps qu'il faisait, le bruit environnant...

De même que la très grande majorité d'entre nous se souvient de ce qu'elle faisait le 11 septembre 2001 (alors que nos souvenirs sont beaucoup moins nets pour relater nos activités du jour précédent !), nous nous remémorons avec une étonnante précision les mots et éléments de la situation qui ont accompagné l'événement.

Car un ou plusieurs mots, chargés de toute leur valeur symbolique et affective, viennent renverser un certain ordre des choses né de la confrontation de nos espoirs à la réalité.

C'est que le mot est un moteur ou un frein à l'envie, à l'action ; il nous porte, nous tire en avant ou nous abat. Alfred Korzybsky explique ce qu'il nomme la « réaction sémantique », c'est-à-dire la réaction totale de l'organisme aux sens que nous donnons aux mots et aux autres symboles. Selon lui, la perception d'un mot ou d'une phrase entraîne un état émotionnel ou une action. Et le sens que nous mettons dans le mot est lié à nos expériences : il est aussi singulier que l'est notre code génétique.

Ainsi, chacun d'entre nous réagit plus ou moins fortement à tel ou tel mot. Car nous ne sommes pas des dictionnaires universels… mais nous élaborons chaque jour notre propre dictionnaire de mots clés. De la signification que nous leur accordons dépendent nos façons de réagir et de penser.

Marie relate : « Alors que j'essayai une nouvelle robe devant ma mère dans l'attente qu'elle me trouve jolie, elle s'est mise à rire : "Tu as vraiment l'air d'un sac, ma fille !" »

© Eyrolles

Luc explique : « Je passais l'oral pour intégrer une école de commerce ; un examinateur m'a dévisagé en me demandant si je me pensais sérieusement au *niveau*. »

On croit avoir mal entendu, on se dit que ce n'est pas possible, exactement comme lorsque l'on est face à un événement dont on n'avait pas imaginé qu'il puisse se produire.

Il y a choc entre le moment d'avant où la vie suivait son cours « normal » et le moment d'après où quelque chose s'est altéré.

Peut-être parce qu'une certaine image « idéale » de nous-même nous habite, ne nous quitte jamais, et que nous attendons des autres qu'ils l'acceptent telle que nous la leur soumettons.

Il suffit donc d'un mot pour bousculer notre équilibre. Il vient nous habiter, délogeant dans le même temps tous les autres mots – ce que nous pensons de nous-même, ce qui nous est dit habituellement – avec lesquels il aurait pourtant pu tout simplement cohabiter. Notre problème, c'est d'attendre quelque chose des autres. Cette attente a été frustrée ; c'est un échec.

Le mot n'agit jamais seul ; le contexte dans lequel il intervient va renforcer ou limiter sa portée.

Par exemple, qu'il y ait des témoins ajoute parfois à la gravité de l'événement. Il arrive que leur soit prêtée la même intention qu'à l'« agresseur ».

Jacques raconte ce qu'il vit encore aujourd'hui comme la pire humiliation qu'on lui ait infligée.

« Je présentai les résultats économiques de notre service devant mes collègues du comité de direction et notre directeur général ; ils étaient relativement bons et je me sentais donc à l'aise, serein.

Soudainement, le directeur général me lance : "Vous manquez totalement de charisme ; on s'endort en vous écoutant !"

J'étais tétanisé et n'ai rien répondu. J'ai bâclé la suite de ma présentation, tremblant et transpirant, certain que tous les participants à la réunion se moquaient de moi. »

L'exclusion, l'échec, le manque de considération, le flagrant délit d'imperfection

Il serait réducteur de considérer que seuls les mots exprimant critiques, reproches, railleries sont à même de nous vexer. Certains événements sont autant, voire plus signifiants que les mots pour troubler profondément l'image que l'on a de soi-même et chahuter la « satisfaction intérieure ». Nous avons à ce moment-là le sentiment d'exposer à la face du monde notre impuissance à maîtriser la situation et à nous maintenir en position avantageuse. Des fragments d'événements, parfois isolés, peuvent donner lieu à vexation.

L'exclusion, le rejet

Nous connaissons tous, d'une manière ou d'une autre, le rejet, que ce soit au sein de la famille, même la plus chaleureuse du monde, qu'à l'école et au travail. Ainsi, alors que nous aspirons à être intégrés, reconnus comme membres à part entière voire privilégiés du groupe, chacun d'entre nous a sa manière d'attirer l'attention pour appartenir à un groupe plus grand, plus fort auquel il peut s'identifier.

Nous nous en attribuons les qualités et nous trouvons confortés d'y être inclus.

Que se passe-t-il lorsque nous sommes ou nous sentons rejetés ?

Un article du septième numéro de *Cerveau et psycho* est consacré aux réactions d'un individu frappé par l'exclusion.

« La réaction à l'ostracisme – exclusion d'une personne du groupe auquel elle appartient – est l'une des plus violentes de l'individu. Chez les singes, l'ostracisme est synonyme de mort : un macaque auquel ses congénères cessent de s'intéresser ne se nourrit plus, regarde ses anciens compagnons d'un air désespéré et se laisse dépérir. »

Des psychologues ont observé qu'un individu exclu d'un jeu collectif développe, au bout de quatre minutes, une attitude de repli sur soi. « Il perd toute illusion sur le sens de sa présence et de son action, et a tendance à généraliser cette situation à tous les aspects de sa vie. »

Selon ces mêmes psychologues, il s'agirait là d'une réaction automatique de dévalorisation de soi, résistant à tout discours raisonné – même lorsque c'est un ordinateur qui exclut le joueur, celui-ci sombre dans cet état de fermeture sur soi, voire de dépression.

Sophie raconte un souvenir encore très vivant en elle après 21 ans.
Elle formait, avec cinq copines, un groupe très uni. Un jour, l'une d'entre elles organisa une fête pour son anniversaire et ne l'invita pas. Elle pleura plusieurs jours et fit la tête à ses camarades.
Elle ne sut jamais ce qui s'était passé.

Un autre type d'événement est susceptible de contrarier notre « satisfaction intérieure ».

L'échec, l'attente déçue

L'échec est « un revers éprouvé par quelqu'un qui voit ses calculs déjoués, ses espérances trompées ».[1]

Il n'y a donc échec que s'il y a attente de quelque chose de favorable pour soi : attente d'un compliment, d'une marque de reconnaissance, de la réussite d'une négociation, de l'issue positive d'un entretien, d'une réunion, de l'aboutissement d'un projet, d'une promotion, d'une augmentation… On guettait un événement qui nous procurât le plaisir de nous sentir plus fort mais il nous fait faux bond !

> Juliette raconte l'échec de l'obtention de son bac…
> Elle avait beaucoup travaillé pour obtenir une mention (bien si possible) et son entourage ne doutait absolument pas de ses chances de réussite. Il y avait là pour elle un défi à relever : sortir du lot, figurer parmi les meilleurs.
> De fait, lorsqu'elle apprend qu'elle doit passer les épreuves du rattrapage, elle hurle de désarroi et de colère. Elle obtiendra son diplôme mais coupera les ponts avec nombre de camarades qui, à la croire, se sont moqués d'elle.

Cet exemple souligne qu'un échec n'a effectivement de sens qu'au regard de l'espoir auquel il se heurte. On peut objectivement réussir, ou en tout cas ne pas faillir, et malgré tout manifester une extrême susceptibilité.

L'échec fait croire à certains individus qu'ils ne sont plus regardés avec les mêmes yeux et que s'affiche désormais sur leur front, à l'encre rouge : « mauvais », « nul », ou « naïf » !

---

1. G. Gaylard, *Dictionnaire du vieux français*.

Le manque de considération, l'indifférence

Pour exister dans notre environnement, nous cherchons – plus ou moins ! – à être ce qui plaît aux autres et les conduit à nous considérer, nous inclure dans leur système relationnel. Nous empruntons aux autres pour nous construire ; nous intériorisons les images qu'ils se forgent de nous et nous nous y référons continûment comme pour nous comparer, nous évaluer, nous ajuster. Peut-être constituent-elles également des modèles à ne pas trahir.

Un besoin de considération nous met en scène. Il s'agit d'être vu, entendu, afin de représenter quelque chose pour quelqu'un. En permanence, nous devons vérifier que nous avons une certaine valeur aux yeux des autres. Pour reprendre la formule de Fernando Pessoa : « Mourir, c'est ne pas être vu. »

> Guillaume rapporte : « J'étais invité au mariage d'un de mes proches cousins. Tout se passait bien jusqu'au repas, où je me suis aperçu qu'aucun chevalet ne portait mon nom. J'étais tellement désemparé que je n'osais en parler à quiconque. »
>
> Vanessa raconte : « On passe toujours devant moi lorsque je fais la queue aux caisses du supermarché ; j'ai l'impression d'être transparente ou alors j'ai l'air tellement "poire" que l'on se croit permis de prendre mon tour. »

Ces expériences constituent des microtraumatismes de l'image de soi. On s'imagine n'être pas important pour tout le monde : douloureux constat qui ébranle certaines illusions ou certaines aspirations réconfortantes.

Le flagrant délit d'imperfection

Le flagrant délit est parfois ce qui affecte le plus un individu dans son amour-propre. Il se trouve soudainement et à son insu démasqué, pris dans ce qu'il est en train de montrer de lui-même sans l'avoir voulu, acteur d'une pièce dont il n'a pas choisi le rôle principal. Il peut s'agir d'une attitude, d'un geste (se gratter le nez, sentir ses aisselles, regarder sa montre, commettre un lapsus ou un acte manqué, etc.), d'une conduite que l'on sait répréhensible et que l'on voudrait taire (voler, frapper, fuir…), d'une erreur…

La faillibilité nous rappelle à l'ordre !

Certains adopteront la posture du « bon joueur » détaché ou soi-disant détaché de l'image donnée : accepter, s'excuser, se tourner en dérision, engager le dialogue avec le témoin, réparer… D'autres vont se sentir floués par la situation et se cabrer.

Eric se souvient :

« Je venais de rencontrer ma future épouse et j'étais invité à dîner chez ses parents pour faire leur connaissance.

Alors que l'on venait de me servir un verre de vin, je le renversai.

Je sentis les regards moqueurs de toute la tablée. J'avais honte et, vexé, ne pus m'empêcher de dire sèchement : "Et alors, ça ne vous est jamais arrivé ?"

Aussitôt proférée, je regrettai cette stupide remarque qui mit mon amie mal à l'aise. »

Est-on si sûr que le ridicule ne tue pas ?

On entend par ridicule ce qui est de nature à provoquer involontairement le rire, la moquerie, la dérision ou le mépris. Même si ce n'est pas systématique, c'est la honte de soi dont il est question dans le ridicule, l'humiliation que l'on éprouve en prenant conscience de ce que l'on juge comme une infériorité ou une imperfection.

S'offrir malgré soi en spectacle, à la raillerie d'autrui est rarement plaisant.

Nous préférons en général conserver une certaine forme de dignité qui nous grandit aux yeux d'autrui.

La célèbre formule : « Le ridicule ne tue pas » n'est pas si juste.

Car le ridicule frappe violemment l'image de soi, ou un « art » d'être soi, il peut nous anéantir. Le sentiment d'être ridicule peut provoquer, dans certains cas, un profond mal-être voire alimenter une dépression.

La liste est longue de ce qui est susceptible (!) de blesser. Bien entendu, notre sensibilité dessine notre grille de lecture des situations pour nous en donner des versions tantôt légères tantôt graves.

Reste à savoir comment nous traitons les situations auxquelles nous sommes particulièrement sensibles.

La susceptibilité, une réaction aussi inefficace qu'épuisante

2

Lorsque l'on se dit ou que l'on dit d'une personne qu'elle est susceptible, nous nous référons souvent à des attitudes, des comportements que nous avons observés et que nous classons dans cette catégorie.

Éric explique : « Je sais que je suis susceptible. Je ne supporte pas que l'on dise du mal de moi. Si l'on me fait une critique que je trouve infondée, je réagis au quart de tour. Mes réactions ne sont pas toujours les mêmes : parfois, je contre-attaque en lançant une pique, parfois je me replie sur moi-même en attendant le bon moment pour montrer à mon agresseur qu'il a tort. »

> « Hélène est très susceptible : lorsque je lui ai demandé pourquoi elle conti-
> nuait à se plaindre de son compagnon – elle n'a qu'à le quitter ! –, elle m'a
> raccroché au nez. »
>
> « Hugues se vexe pour un rien : je lui ai fait remarquer qu'il manquait de cou-
> rage dans certaines situations. Il a été impossible de discuter de cela avec
> lui car il s'est braqué et m'a rétorqué avec hargne : "Qui es-tu pour me parler
> de courage ?" »

La susceptibilité n'est pas seulement une sensibilité mais une réponse qui nous est propre, une manière d'agir après que la sensibilité a été alertée.

Elle est une sensibilité exacerbée à l'opinion négative qu'autrui pourrait se forger de nous, sensibilité entraînant un certain type de réponses.

En ce sens, son rapport à la vexation est double car elle en est à la fois la cause et la conséquence. La cause, parce qu'elle établit le lien entre le fait d'être particulièrement sensible à telle ou telle critique et celui d'être vexé – conséquence de la susceptibilité. La conséquence, car la vexation nous pousse à réagir d'une certaine manière, que l'on dit susceptible.

Elle est un mécanisme à fabriquer des sentiments douloureux liés à notre impuissance. Impuissance à faire accepter l'image que nous voulons imposer, à contrecarrer la vexation subie. Elle est aussi une réponse à l'autre – l'agresseur ou le témoin de notre infortune – à l'origine d'une gêne, d'une détérioration ou d'une rupture de la relation.

Nous pouvons identifier au moins deux « modèles » d'expression de la susceptibilité : une susceptibilité discrète, rentrée, toute en intériorisation, et une susceptibilité plus extravertie, tonitruante, qui verbalise le plus souvent maladroitement sa contrariété.

Bien entendu, rien n'est aussi simple.

Il s'agit moins de « classer » les réponses que d'aider le lecteur à identifier celles qu'il active généralement et qui, peut-être, ne le satisfont pas tout à fait.

Attardons-nous maintenant sur ces manifestations. L'une de celles-ci est tellement discrète qu'elle pourrait passer inaperçue.

La fuite, le repli sur soi, la bouderie

C'est le « Je n'ai rien vu, rien entendu. »

Quand Roland a entendu son collègue dire de lui à un autre collègue – pensant qu'ils étaient seuls – « Tu sais, il n'est pas très futé ! », il s'est tu et a ensuite déjeuné avec eux comme d'habitude.

Je fais semblant de croire qu'il ne s'est rien passé, je feins de n'être pas affecté et m'en vais ruminer seul l'injustice ou la honte.

La fuite est, dans un certain nombre de situations de danger, une conduite adaptée, puisqu'elle peut sauver notre vie. Fuir est une réponse adéquate pour peu que l'on n'emporte pas avec soi ses sentiments négatifs. Si l'on m'agresse dans la rue pour voler mon sac et que je fuis à toutes jambes… c'est probablement une réponse tout à fait adaptée, dictée par ailleurs par mon instinct de survie. Si l'on me fait une remarque désagréable, que je décide de ne pas l'entendre, de ne pas y répondre, et que je l'aurai oubliée lorsque je croiserai à nouveau la personne, c'est sans doute une fuite judicieuse.

Mais si je prends violemment cette remarque, fais mine de ne pas en être affligé mais remâche durant des semaines une sourde colère à l'égard de mon interlocuteur, alors ma fuite n'est qu'une feinte qui va provoquer deux types d'altérations :

• une altération « intérieure », qui entame ma disponibilité

Dans ma tête, je vais inlassablement visionner l'échange qui a eu lieu et regretter de n'avoir pas répondu à tel ou tel propos acerbe ou pertinent ; je vais m'inventer des questions-réponses cinglantes ou me reprocher d'avoir gardé le silence...

Bref, je vais contaminer mon champ de pensée et le museler.

• une altération de la relation

Si sa critique reste lettre morte, alors mon interlocuteur a toute liberté d'écrire la suite de l'histoire et le loisir de me juger sans mon concours, avec les conséquences que cela peut engendrer (moquerie, rejet, indifférence...).

Quoi qu'il advienne, je n'aurai tiré aucun profit de la situation.

Se replier sur soi, bouder, c'est se fermer à tout échange, tirer le rideau sur ce qui vient d'arriver et se préparer à ressasser l'événement.

C'est finalement se laisser happer par le fruit de notre imagination. C'est entretenir le secret espoir que l'autre va alors faire un pas vers nous pour nous consoler, se mettre à genoux en vue de se faire pardonner.

Cette tactique, qui n'en est pas vraiment une puisqu'on la met en œuvre par réflexe, s'avère rarement efficace. On attire plutôt l'attention sur notre « mauvais caractère », notre intolérance à la critique et l'on se constitue en proie à l'ironie des autres.

Christelle explique qu'elle ne parvient pas à réagir autrement aux vexations que par l'isolement et la bouderie.

© Eyrolles

LA SUSCEPTIBILITÉ, UNE RÉACTION AUSSI INEFFICACE QU'ÉPUISANTE

Si son petit ami lui dit que sa nouvelle robe est « pas mal », elle ne lui adresse plus la parole pendant plusieurs heures ; jusqu'à ce qu'il ajuste son propos (pour être tranquille ?) et avoue qu'il l'avait mal regardée, qu'elle est finalement très jolie.

Si son chef lui demande de se dépêcher, sous-entendant par là, *selon elle*, qu'elle n'est pas assez rapide, elle exécute le travail sans un mot et lui fait la tête.

L'agressivité

Zeruya Shalev, dans *Mari et femme*, illustre bien comment la susceptibilité peut venir nourrir l'agressivité. Alors que son mari, Oudi, est en train de préparer le dîner avec leur fille Noga, Naama intervient.

« … Oudi, l'oignon n'est pas encore cuit alors que l'ail a déjà brûlé, combien de fois t'ai-je dit qu'il fallait d'abord faire frire les oignons tous seuls, tu ne peux pas mettre l'ail en même temps dans la poêle, tu ne peux pas.

Il se contracte comme s'il venait d'encaisser un coup, sa main se resserre sur le manche de la casserole qui se met à trembler, je sens qu'il va la lever comme une raquette de tennis pour la lancer par terre, toute la mixture graisseuse se répandra sur le sol, je commence à reculer, entraînant Noga avec moi, ouf le coup s'abat sur la flamme du gaz, Tu n'as qu'à faire la cuisine toi-même si tu es si douée, crie-t-il, J'en ai marre de tes reproches, ce que je fais n'est jamais assez bien pour toi, et hop, il a réintégré la chambre à coucher…

… Tu es complètement dérangé, voilà ce que tu es, tu n'es pas capable d'accepter la moindre critique, j'aboie, Qu'est-ce que je t'ai dit, simplement qu'il fallait mettre les oignons avant l'ail, est-ce que c'est une raison pour tout foutre en l'air ? »

La riposte nous semble souvent la meilleure défense. On tient à notre interlocuteur des propos au moins aussi vexants, on le rend éventuellement coupable. On veut avoir raison, mettre l'autre hors d'état de nuire. L'illusion consiste à croire que l'on se fait alors respecter.

Or, c'est tout l'inverse qui se produit.

L'approche guerrière a bien entendu fait ses preuves : la contre-attaque peut faire gagner du territoire.

Néanmoins, en matière de relations humaines, l'attaque représente rarement la réponse gagnante.

« De manière générale, le meilleur procédé, à la guerre, est de garder intact le pays [ennemi], le détruire n'est qu'un pis-aller. »[1]

En effet, plus on offense notre interlocuteur, plus il doit redoubler d'efforts pour se faire entendre et se défendre. C'est pourquoi, en livrant bataille à notre attaquant, on le contraint à aiguiser ses armes et on s'expose à recevoir encore plus de critiques, si ce n'est des injures, on perd toute chance de se faire entendre et on démontre à notre interlocuteur qu'aucun dialogue n'est possible avec nous.

Pourtant, l'agressivité peut même se tourner vers un simple témoin.

> Éric explique : « Je descends les escaliers du métro lorsque, devant moi, un homme fait une chute vertigineuse, s'étalant de tout son long en bas des marches. Je m'approche de lui pour lui venir en aide et il hurle alors à mon attention : "Ben quoi, vous n'avez jamais vu quelqu'un tomber ? Vous vous prenez pour Mère Teresa ?" »

---

1. Mou Gong, ancien traité chinois cité par François Jullien dans son *Traité de l'efficacité*.

Manifestement très irrité, cet homme vivait mal la présence d'une personne ayant assisté à sa déconfiture. Par un renversement dont notre esprit a le secret, c'est le témoin de la scène qui en devient responsable : ce n'est plus l'environnement qui renvoie de nous une image désagréable, mais la personne qui y assiste.

Autant la colère peut être un puissant moteur, autant l'agressivité qui en est une des manifestations apparaît plutôt comme un frein au retour de l'équilibre.

La justification

Se justifier, c'est présenter des arguments pour sa défense quand on se sent attaqué. C'est, dans la plupart des cas, commencer sa phrase par « oui, mais... » ou bien « si... ». On espère généralement que le « mais » sera entendu, qu'il contrebalancera la critique.

Les choses se déroulent rarement ainsi...

Jeanne vient de rendre un rapport à son manager et elle attend avec impatience ses commentaires.

Ils arrivent enfin, sur un ton plutôt ferme, exprimant une certaine déception : « Tu n'as pas, à mon goût, suffisamment creusé les points-clés de ce dossier et la conclusion est un peu hâtive. »

Réponse immédiate de Jeanne : « Oui, mais je croyais que vous vouliez avant tout un document très synthétique ; de plus, j'ai eu d'autres tâches à réaliser qui m'ont pris beaucoup de temps... »

Que penser de la réponse de Jeanne ?

Qu'elle ne va que lui nuire !

En effet :

- elle ne tient absolument pas compte de la remarque de son manager, lequel n'a pas l'opportunité de préciser réellement son attente et la teneur de sa déception éventuelle ;

- elle ne sera pas écoutée et les arguments qu'elle soumet, si pertinents soient-ils, n'atteindront pas leur cible car son manager ne peut pas croire une seule seconde que Jeanne ait pris la juste mesure de sa remarque.
  Lui-même, n'étant pas écouté, n'aura de cesse de lui prouver qu'il a raison de penser ce qu'il pense et le ton va « monter » ;

- l'image que ce manager est en train de se forger de Jeanne est celle d'une jeune femme susceptible – avec qui il est donc difficile de communiquer, obtuse, persuadée d'être dans son bon droit.

Se justifier n'est efficace que lorsque notre interlocuteur est ouvert à nos propos, prêt à nous écouter. Autrement, ce sont de l'énergie, du temps et de la peine perdus.

L'humour forcé

L'humour est autant la marque d'un esprit vif et créatif qu'un moyen de défense visant à faire un « pied de nez » aux sentiments désagréables.

Il consiste en effet à présenter de manière plaisante, insolite, ironique, une situation ou une pensée négative ou traumatisante. Il est parfois très adapté à la situation et séduisant pour l'entourage.

Tel ce musicien tentant de se faufiler dans une rame de métro bondé pour chanter et faire la manche. Devant les regards désapprobateurs, les soupirs des voyageurs, il lance en souriant, avec des accents plein de chaleur : « Merci d'être venus aussi nombreux pour applaudir mes derniers morceaux… »

Étonnée et amusée, l'assistance ne peut que lui faire une place pour qu'il joue malgré tout… et lui donner quelques pièces.

Cet humour permet d'obtenir ce que l'on veut et ne laisse pas d'arrière-goût de ressentiment, de colère ou d'amertume.

Cet homme a vaincu le sentiment de rejet qui aurait pu s'emparer de lui face à l'hostilité.

À l'inverse, certains traits d'humour viennent plutôt déguiser une douleur provoquée par un événement dégradant l'image de soi.

Elle présente, contrairement aux quatre réponses précédentes, l'avantage de ne pas détériorer la relation à l'autre. Mais elle n'annule pas l'affect déplaisant ; elle l'étouffe.

Sébastien, 16 ans, était, comme chaque année, l'objet de moquerie de ses camarades car son visage était couvert de boutons. On l'appelait « tableau de bord ».

Plutôt que de montrer que cela l'affectait, il préféra jouer le jeu de ses « détracteurs » et prit l'habitude de s'appeler lui-même « tableau de bord » lorsqu'il s'adressait à eux : « Tableau de bord n'a pas appris sa leçon de géo… »

Cela faisait rire tout le monde. Mais Sébastien avouait souffrir de ce sobriquet.

L'humour contraint est une réponse socialement adaptée mais qui peut s'avérer émotionnellement insatisfaisante et entretenir la susceptibilité.

Des réponses qui enveniment le problème

On croit combattre notre susceptibilité, mais on lui donne les moyens de s'installer. En effet, ce que tout un chacun attend, et la personne dite susceptible plus qu'une autre, ce sont des attentions, de la considération, de l'estime voire de l'admiration.

En étant susceptible, on s'entraîne par-devers soi dans une spirale vertigineuse de reproches-justifications-explications-silences lourds de sous-entendus. Ces comportements causeront du tort à qui les adopte.

Or, être là, avec les autres, c'est immanquablement afficher nos forces, nos réussites en même temps que nos failles, nos limites. Il en est de même pour tout le monde.

Nous co-produisons nos perceptions respectives !

On ne peut rien lui dire

« On ne peut rien lui dire » revient tel un *leitmotiv* dans les propos des proches.

Jacqueline, épouse de Francis, connu pour ses colères lorsqu'une critique lui est adressée, relate : « Je dois réfléchir à tout ce que je lui dis. Un jour, j'ai dit que l'herbe du jardin était un peu haute. Il s'est mis dans une colère noire, donnant des coups de pieds dans le mur car il percevait dans mon propos un reproche signifiant qu'il n'assumait pas son rôle d'homme du foyer. Il a fini par hurler : "Je ne suis pas un paresseux !" Quand il se met dans des états pareils, ce qui arrive plusieurs fois par semaine, j'ai envie de le quitter. »

© Eyrolles

Mathieu évoque le cas d'un de ses collaborateurs.

« Je suis embêté car il est extrêmement compétent, pointu dans son domaine, mais je ne peux lui faire aucune remarque ! Il se vexe même de « petits faits » absolument anodins pour moi – si je ne l'informe pas en priorité de certaines choses, s'il n'est pas le premier sur une liste de destinataires de mails…

Un jour, je lui ai dit que j'attendais de sa part plus de réactivité sur certains dossiers, ce, il me semble, sans aucune agressivité. Il n'a rien répondu et a fait la tête à toute l'équipe pendant plusieurs jours.

Son comportement m'ennuie car je ne suis pas naturel avec lui. Je dois choisir les bons mots (et ce ne sont jamais les bons !) pour ne pas le froisser. C'est épuisant.

Cela nuit aussi à l'image que j'ai de lui. Je me dis qu'il manque de confiance en lui et je trouve que c'est pas rassurant si je dois lui confier de nouvelles responsabilités. »

Le sujet que l'on étiquette alors comme susceptible fatigue, « use » son entourage proche qui se sait en sursis permanent. À tout moment peut éclater un conflit ou une discussion tendue au sujet de quelque chose d'apparemment bénin.

Il favorise l'émergence de ce qu'il redoute : l'assombrissement du regard que les gens posent sur lui.

La perte de spontanéité dans la relation

De cela découle souvent une perte de spontanéité dans la relation.

Élodie se sent coupable de prendre ses distances à l'égard de Sandrine, sa meilleure amie.

Mais elle ne sait pas comment faire autrement : « Elle interprète la moindre de mes remarques. Si je lui dis qu'elle porte un joli manteau, elle me reproche de ne pas parler de son sac ; si je ne réponds pas à ses appels sur-le-champ, elle m'accuse de l'ignorer... Je me maîtrise tellement lorsque je suis avec elle que notre relation perd toute spontanéité. Et je souffre de cela car j'apprécie par ailleurs sa manière de penser, sa générosité, son écoute... »

Sa susceptibilité peut mettre un frein à l'envie des autres d'aller vers lui.

En effet, s'il y a risque, à partir d'une remarque banale aux yeux de qui l'exprime, de déclencher les hostilités, alors autant se taire ! Et celles-ci sont parfois rudes pour l'entourage :

• répondre aux questions sur ce que l'on a voulu dire exactement, se justifier et encore se justifier, rassurer quitte à mentir pour avoir la paix...

• faire face aux accusations souvent infondées que l'on nous porte – l'entourage ne manque pas non plus de susceptibilité !

• être l'objet d'agressivité verbale ou de bouderies...

S'il est normal et souhaitable de réfléchir à ce que l'on veut dire avant de le faire afin que l'autre le reçoive au mieux, il est en revanche handicapant d'étouffer les mots tant on craint l'interprétation et la réaction de l'autre et de tellement « euphémiser » que les paroles perdent en authenticité.

Dès cet instant, la relation se fige, et chaque parole, chaque geste prend des allures de verdict. Là encore, quel dommage ! Car le sujet dit susceptible précipite ce qu'il redoute : alors qu'il a besoin de trouver dans l'autre une caution et une consolation, il le fait fuir !

La difficulté de vivre avec soi-même et avec les autres

3

Les personnes qui se qualifient de susceptibles déplorent généralement d'avoir à vivre avec ce « fichu trait de caractère » qui rythme leur vie quotidienne d'énervements, de rancœur, de crises communicationnelles et leur vie émotionnelle d'explosions intérieures, les empêchant de goûter à toute forme de paix avec eux-mêmes et avec les autres.

Leur souffrance est autant intérieure que relationnelle – elle endommage les relations de tous les jours et elle perdure souvent bien au delà, sous divers « masques », de l'instant de la vexation. En effet, que reste-t-il une fois l'événement passé, la réponse donnée ?

La blessure

Une blessure, nous dit le dictionnaire, est une « lésion faite volontairement ou par accident à un organisme vivant à la suite d'un coup ».

Pour ce qui est de la susceptibilité, la lésion met en péril l'image de soi.

On pourrait décrire l'image de soi comme un puzzle de mots clés, d'adjectifs qualificatifs qui s'imbriquent parfaitement les uns aux autres pour constituer un tout unifié et harmonieux que l'on voudrait inaltérable : un « beau » paysage, en somme.

Pour certains, une atteinte à l'une des pièces du puzzle modifie un peu le paysage mais ne le dénature pas.

Pour d'autres, un coup porté à l'une des pièces l'ampute gravement, déstructurant la figure globale. Tout se passe comme si cette dernière manquait de stabilité ; le choc reçu par une partie est le choc encaissé par le tout.

> Patrice me racontait qu'il était incapable de croquer une pomme si elle présentait ne serait-ce qu'une petite tache brune. Si la pomme n'était pas complètement lisse, ferme et de couleur parfaitement uniforme, elle n'était plus désirable !

Il semble en être de même pour le sujet se disant susceptible : survient une tache isolée et c'est l'ensemble qui devient dégradé, indigne de considération.

Le temps qui n'efface pas le traumatisme

« Un être vivant est une mémoire qui agit. »
Propos tenus dans le film de Alain Resnais,
« Mon oncle d'Amérique »

Une remarque, une situation a priori *anodines peuvent avoir un fort retentissement émotionnel chez une personne.*

Nous ne connaissons rien de l'univers émotionnel des individus avec lesquels nous échangeons, pas plus que nous ne savons leur conception des choses.

Gardons-nous donc de juger leurs réactions.

Gardons-nous également de juger nos propres réactions : trop de données nous manquent pour que nous soyons aptes à leur adresser rapidement un regard distancié et objectif.

De la même manière, dire de quelqu'un qu'« il s'est vexé pour si peu ! » n'a pas de sens. Ce qui est insignifiant à nos yeux peut être important pour lui et, en l'absence d'un point de vue extérieur infaillible, nul ne peut dire laquelle des deux visions est légitime. Il semble que la susceptibilité, ensemble de réponses inadéquates à des situations de vexation, construise, en flux tendu, un édifice de traces pénibles dans la mémoire, traces se réactivant les unes les autres.[1]

---

1. Même si je ne me réfère pas habituellement aux théories psychanalytiques, il me semble intéressant de soulever le point suivant : un événement vécu comme traumatisant nous renvoie souvent à un événement antérieur qui portait en lui le germe d'un traumatisme ; il est parfois passé presque inaperçu, ou en tout cas les émotions n'ont pas été exprimées, et il n'attend qu'un feu vert, un autre événement pour se manifester. Comme l'a souligné J. Laplanche, « Il faut toujours au moins deux traumatismes pour faire un traumatisme ». Notre cerveau a établi des connections et la douleur nous le signifie.

Les sujets se disant susceptibles se souviennent avec une implacable précision des lésions apportées à leur image. Ils évoquent des événements datant de plusieurs dizaines d'années, comme si rien n'avait vraiment réparé ces fractures.

> Fathy, 42 ans, rapporte un épisode de sa vie « vieux » de 17 ans : « Je déambulai dans les rayons d'une librairie lorsque j'entendis, derrière mon dos, deux jeunes filles ricaner de moi : « Tu as vu comme il est laid ; il a des oreilles gigantesques ! » J'ai insulté ces deux jeunes filles qui ont ri de plus belle…
>
> Lorsque je pense, aujourd'hui, à cet événement, je sens les battements de mon cœur s'accélérer et lorsque l'on me regarde un peu trop longuement, je crains toujours d'entendre à nouveau ces propos injurieux. »

C'est pourquoi le terme de traumatisme n'est peut-être pas exagéré.

Si l'on se réfère à la racine grecque du mot, *trauma*, qui désigne indifféremment un état – la blessure – ou une action – percer –, il y a traumatisme lorsque intervient une rupture avec un mode de relation sécurisant.

Ceci nous aide à comprendre que tout événement, aussi banal soit-il, peut constituer un traumatisme : la mort d'un animal domestique, un déménagement dans le même quartier, une critique d'une personne habituellement bienveillante…

Les liens établis avec l'animal, le voisinage, la personne bienveillante étaient pour l'individu des appuis rassurants et constitutifs de son identité ; ils lui permettaient de se tenir un discours identitaire, sur ce qui pouvait et ne pouvait pas lui arriver.

C'est pourquoi une situation, une critique *a priori* insignifiantes sont susceptibles de provoquer un choc émotionnel. Car, le sujet ne réagit pas seulement à la critique, à la situation ridicule d'aujourd'hui mais aussi au souvenir qu'elles appellent. Il n'entend pas, ne voit pas les choses d'une oreille et d'un œil neufs et neutres mais avec son expérience qui charge de sens jusqu'aux événements inédits.

L'origine de la vexation n'est ni intérieure ni même extérieure, elle résulte de leur dialogue.

Le doute sur soi

Source de micro-traumatismes permanents, la susceptibilité perpétue notre vulnérabilité au regard d'autrui.

En effet, en continuant de décoder les messages sous l'angle qui le conforte dans sa vision du monde – par exemple, « À la moindre défaillance, je perds l'estime des autres » –, en apportant aux situations relationnelles des réponses impuissantes à créer un lien qui le sécurise, l'individu se met en situation de perpétuel « qui-vive ». Il empêche la survenue de preuves de réassurance tant il se tient en alerte pour défendre son image face au doute.

La susceptibilité entretient voire renforce le doute sur soi autant qu'elle s'en nourrit.[1]

---

1. Pour autant, il serait hâtif de considérer que l'individu dit susceptible manque de confiance en soi. La confiance en soi est selon moi un concept assez flou risquant de nous faire croire qu'il y a des gens forts (qui ont confiance en eux) et des gens faibles qui sont amputés de ce précieux matériau !

Dimitri déplore de vivre si mal jusqu'aux remarques *a priori* anodines qui lui sont adressées par ses proches ou ses collègues.

Il a passé, la semaine dernière, une journée exécrable car une commerciale lui faisait remarquer que le *mail* qu'il lui avait envoyé la veille n'était pas clair. Et il peut être tout aussi contrarié si sa compagne lui reproche de se coucher trop tôt !

Il se dit très conscient de ce qui se passe alors en lui : « Dès que l'on me signifie que je fais quelque chose de "mal", de répréhensible, j'ai l'impression que c'est toute ma personne que l'on remet en cause. Je crains immédiatement que l'on me rejette pour la faute que j'ai commise, faute qui m'apparaît systématiquement gravissime ! »

La rumination contre l'autre

Le sujet dit susceptible refuse parfois d'emblée l'image qui lui est renvoyée : il n'est pas question de l'assimiler, de la faire sienne.

Et ce rejet de mobiliser pleinement son esprit : il s'agit de se convaincre qu'il est semblable à l'idée qu'il a de lui.

Pour cela, se rejouant la scène, il la réinterprète dans un sens négatif. L'autre est cantonné dans un rôle bien spécifique, celui du méchant, du bourreau, de l'imbécile… mais n'est en aucun cas placé dans une relation d'égal à égal. S'il remet en cause sa valeur, l'autre devient un objet de mépris ou de haine.

En s'enfermant dans cette rumination qui ne fait souffrir que lui, le sujet se prive de la conscience de ses responsabilités. Plus il se dit que l'autre est vraiment mauvais, malveillant, bête, inhumain, moins il s'accepte comme acteur de la situation et moins il se permet de sortir du mécanisme de la rumination.

Virginie vint me voir un jour en pleurant : « Tu te rends comptes, il (son mari) m'a avoué que je lui plaisais moins depuis que j'ai grossi suite à ma grossesse… On voit bien que ce n'est pas lui qui a porté cet enfant ! Pourtant, il le voulait autant que moi. Et maintenant, Monsieur se plaint d'avoir une femme, mère de famille, avec quelques kilos en trop !

Quelle ingratitude ! »

Elle donnait l'impression de visionner chaque jour, au ralenti, cette scène, comme pour se convaincre de son droit d'en vouloir à son mari. En se crispant sur l'attente d'un changement de ce dernier, elle se privait de chances de sortir du conflit. En ignorant quelle pouvait être sa part de responsabilité, elle ne pouvait que continuer de ruminer et, par là même, de se faire du mal.

Or, l'autre n'est pas toujours l'unique fautif. C'est aussi nous qui, en nous laissant bercer par la facile répétition du « c'est lui qui… », attisons notre douloureuse dépendance à son regard. Ruminer contre l'autre, c'est se laisser déposséder de notre aptitude à réfléchir, à prendre de la hauteur. Les deux yeux fermés par sa détestation, je ne vois plus ce qui dépend de moi dans la situation.

Ruminer conduit également à « se faire un film » et à fomenter alors les mesures à prendre pour ne pas se laisser marcher sur les pieds, tel cet homme dans l'histoire du marteau relatée par Paul Watzlawick dans *Faites vous-même votre malheur*.

« Celui-ci veut accrocher un tableau. Il possède un clou mais pas de marteau. Le voisin en a un, que notre homme décide d'emprunter. Mais voilà qu'un doute le saisit. Et si le voisin s'avisait de me le refuser ? Hier, c'est tout juste s'il a répondu d'un vague signe de tête quand je l'ai salué. Peut-être était-il pressé ? Mais peut-être a-t-il fait semblant d'être pressé parce qu'il ne m'aime pas ! Et pourquoi ne m'aimerait-il pas ? J'ai toujours été fort civil avec lui, il doit s'imaginer des choses. Si quelqu'un désirait emprunter un de mes outils à moi, je le prêterais volontiers. Pourquoi refuse-t-il de me prêter son marteau, hein ? Comment peut-on refuser un petit service de cette nature ? Ce sont les gens comme lui qui empoisonnent la vie de tout un chacun ! Il s'imagine sans doute que j'ai besoin de lui. Tout ça parce que Môssieu possède un marteau. Je m'en vais lui dire ma façon de penser, moi ! Et notre homme se précipite chez le voisin, sonne à la porte et, sans laisser le temps de dire un mot au pauvre malheureux qui lui ouvre la porte, s'écrie, furibond : "Et gardez-le votre sale marteau, espèce de malotru !" »

Cette anecdote illustre parfaitement les ravages de la rumination et notre tendance à croire vraies les réponses que nous donnons nous-même à des questions que nous n'avons pas posées !

La perfection, une quête sans fin

> « Nous nous efforcerons aussi de faire tout ce que nous imaginons que les hommes regardent avec joie ; et au contraire, nous répugnerons à faire ce que nous imaginons que les hommes ont en aversion. »
> Spinoza, L'Éthique, Proposition XXIX.

Dans la recherche de la perfection, il s'agit de se conformer à ce que l'on croit que les hommes « regarderont avec joie ». Être parfait, c'est répondre aux attentes ou suivre une norme idéale.

Aux prises avec cette exigence, certains sujets élaborent alors un scrupuleux programme. Il s'agit pour eux de ne plus laisser la réalité les heurter de plein fouet, d'éviter d'être pris en flagrant délit d'imperfection. Avec un maître mot : la MAÎTRISE. Et ceci, afin de réfuter par avance ce postulat écrasant : « Tout ce que je suis, tout ce que je fais doit être irréprochable, sinon, je suis nul. »

Amélie, reconnue « grande susceptible » par son entourage, raconte :
« Même si je vais seulement à la boulangerie à deux pas de chez moi acheter des croissants pour le petit déjeuner, je mets du rouge à lèvres ; ce qui fait toujours sourire mon compagnon. J'ai besoin de me sentir à mon avantage. Je ne supporterais pas d'être vue "négligée". C'est pareil pour le ménage de mon appartement. Je veux que tout soit impeccable. Ainsi, si quelqu'un arrive à l'improviste – ce qui ne se produit jamais –, il aura de moi la meilleure image possible. »

Ou encore Alain, qui revendique sa droiture, son honnêteté, son sens des responsabilités :

« Je me donne en permanence des contraintes pour ne pas être pris en faute. Si j'ai exceptionnellement oublié ma carte orange un matin (abonnement mensuel au métro parisien), je ne suis pas de ceux qui franchissent frauduleusement les portes ; je suis prêt à faire la queue le temps qu'il faut pour racheter un billet. »

Cette quête du « zéro défaut » maintient le sujet sur le qui-vive.

La force de la déception étant à la mesure de l'énergie investie dans cette quête, il est essentiel, presque « vital » pour l'individu, de tout mettre en œuvre pour la tenir à l'écart.

La sur-protection

Le sujet dit susceptible est donc contraint de se protéger du regard « scrutateur » d'autrui. Il se doit d'être fin stratège pour ne pas être pris en défaut et adapter les moyens à la rigueur de ses exigences.

Les formes de cette sur-protection sont plus ou moins variées :

- la fermeture aux propos qui pourraient le blesser : il ne les entend pas ou les rejette immédiatement, se disant que « l'autre a tort » ;

- la mise en scène permanente de ses plus beaux atours pour ne montrer que ce qui brille : c'est alors une attention de chaque instant pour n'être aux yeux des autres QUE ce qu'il y a de mieux ;

- le mensonge, la dissimulation pour cacher aux regards l'impuissance à être ce que l'on voudrait être ;

- le retrait social pour se prémunir de l'exposition au jugement d'autrui.

Si tout cela est bien vécu et efficace, pas de problème !

Mais l'évitement du regard extérieur est un mode d'isolement social voire affectif qui peut faire souffrir.

Bernard explique qu'il a l'impression de s'être forgé une carapace, d'avoir installé entre les autres et lui des barrières : « Je me rends compte que je suis de moins en moins authentique avec les autres, même avec mes proches. Je vois bien que, quoi que l'on fasse, on subit toujours des critiques. Alors, je ne parle pas de mes doutes, de mes interrogations. Je parle de moi le moins possible et je choisis soigneusement ce que je raconte pour que l'on ne puisse pas me juger. »

La prophétie auto-réalisatrice

Éléonore en a assez de se soumettre ; elle prend la résolution, en ce début d'année, de se faire respecter par son entourage. À la maison, au travail, avec ses amis, elle va apprendre à dire « non » et à faire entendre ses volontés !

Lorsque son mari lui annonce qu'il a accepté, pour eux deux, l'invitation à dîner d'un couple d'amis, vendredi soir prochain, elle explose : « Je ne supporte plus que tu décides à ma place ; tu aurais pu m'en parler avant ! »

Après une conversation – ou plutôt un monologue – extrêmement tendu, son mari finit par jeter l'éponge : « Qu'à cela ne tienne, j'irai seul ! »

Éléonore se sent une fois de plus meurtrie par l'issue de l'échange : la voilà soumise à nouveau au *diktat* de son époux qui n'a trouvé meilleure solution pour calmer le jeu.

Patrick se persuade chaque jour des mauvaises intentions de son chef à son égard. Il lui rend un travail en pensant très fort « Cela ne lui conviendra pas ; il va encore trouver quelque chose à redire ! » Bien entendu, à peine a-t-il commencé de feuilleter le document que son chef l'interroge : « Mais pourquoi avez-vous tellement développé ce point ? » Patrick, immédiatement sur la défensive, lui répond avec une mauvaise grâce ostensible qui contribuera à détériorer la relation.

Et le « drame » dans tout cela… c'est qu'à vouloir éviter le jugement blâmant ou évinçant d'autrui, c'est précisément lui que l'on appelle ! Je prévois le risque d'être pris en défaut, je crois mettre en œuvre tout ce qu'il faut pour contrarier cette prédiction et je lui donne alors, à mon insu, tous les moyens pour se réaliser. En craignant de n'être pas suffisamment respecté, reconnu, je développe des comportements qui vont justement me conduire à ne pas l'être.

C'est ce que l'on appelle la prophétie auto-réalisatrice mise en évidence par certains chercheurs de l'école de Palo Alto.[1] Et l'on est alors tenté de s'insurger : « Tout ça pour ça ! »

Bien entendu, l'échec n'est ni systématique ni global, mais la plupart des réponses qui relèvent de la susceptibilité procèdent de ce processus et ne permettent pas à l'individu d'atteindre son objectif.

---

1. Voir *L'Invention de la réalité*, ainsi que l'encadré plus loin. Ce sont des « prédictions qui se vérifient d'elles-mêmes ».

4

La susceptibilité
nous pollue la vie

Brouillard et dérapages

Arrivé à ce point, il est temps de récapituler ce qu'est la susceptibilité :

Sensibilité exacerbée à la perception qu'on a de nous, perception charriant son lot d'émotions pénibles (colère, tristesse, honte, regret…) et ses réponses dangereuses pour notre équilibre relationnel. Elles sont parfois appelées à durer.

Cinq indices caractéristiques de la susceptibilité :

- déclenchement provoqué par la croyance qu'autrui « ne m'apprécie pas » ou « pense du mal de moi », que cette croyance soit étayée par un propos – critique, réflexion… –, ou un non-dit, une situation : « Il ne m'a pas souhaité mon anniversaire : il me trouve insignifiant » ;

• intensité de la vexation. La douleur, le déplaisir envahissent tout le champ de la pensée, interdisent de songer à autre chose. « Je me sens très en colère, contrarié, triste… » ;

• dans certains cas, installation de la vexation dans le temps. L'événement douloureux est inlassablement ruminé ou tient une place importante dans les pensées. « Même quelques jours ou semaines après l'événement désagréable, je continue de ressentir des émotions pénibles ; je ne réussis pas à passer à autre chose » ;

• réponse inefficace car ne produisant pas l'effet souhaité. Il y a parfois cascade de réponses inadaptées qui constitueront un cercle vicieux. « Je n'arrive pas à lui parler normalement, à lui sourire, il voit bien que je ne suis pas comme d'habitude… et cela aggrave mon sentiment pénible » ;

• récurrence du phénomène. Il s'agit en effet d'un phénomène qui se produit suffisamment souvent pour que l'individu le déplore et souhaite changer. « J'en ai assez, j'aimerais prendre les choses avec plus de détachement et / ou mieux réagir lorsque les situations susceptibilisantes surviennent. »

Seul contre tous

L'ennui, avec la susceptibilité, c'est qu'elle pousse à agir comme si l'on était seul contre tous – soi-même y compris. Cette dynamique est une forme de guerre qui provoque bien des souffrances : souffrance d'avoir à se battre si l'on n'aime pas cela, peur de perdre, de ne pas réussir à faire face, tristesse de la « victoire » si l'on a détruit l'autre, état d'alerte émotionnelle difficilement supportable…

Souffrance bien illustrée par la « journée ordinaire » d'un homme s'affirmant susceptible :

Philippe, 34 ans, contrôleur de gestion dans une grande entreprise française, marié et père de deux enfants, décrit ce qu'il appelle ses symptômes quotidiens :

Si mon patron ne me salue pas, je rumine le « Pourquoi m'en veut-il, qu'ai-je fait de mal ? »

Si quelqu'un me regarde dans le métro, je me dis qu'il doit se faire une drôle d'impression de moi.

Si un automobiliste klaxonne à mes côtés, je pense qu'il me prend pour un mou.

Si ma femme me dit : « Décidément, tu ne fais pas grand-chose à la maison », je me demande si elle veut me quitter.

Si mes collègues se taisent lorsque j'arrive près de la machine à café, je pense qu'ils ne me considèrent pas comme un des leurs.

Si un ami ne me téléphone pas pendant un laps de temps plus long que d'habitude, je me dis que je ne suis pas si important pour lui.

Finalement, je suis comme tout le monde... mais je ne peux m'empêcher de penser que les autres ne m'apprécient pas et cela me gâche la vie car je sais que j'exagère souvent.

Une histoire qui n'en finit pas

La susceptibilité n'en finit pas : la cause – perception d'un regard dépréciateur – agit sur l'effet – la réponse que j'y apporte –, lequel agit à son tour sur la cause – elle modifie ma perception.

Illustrons schématiquement ce processus :

Nadine me dit : « Tu es tellement susceptible ! »

Je **perçois** que son regard est désapprobateur, blâmant.

Je lui **réponds** : « C'est normal, tu as vu comment tu me parles ! »

Nous nous disputons et je rentre chez moi, en colère, me répétant qu'elle me comprend mal et me juge négativement.

Lorsque nous nous revoyons, quelques semaines plus tard, je **perçois** immédiatement, alors qu'elle ne l'exprime pas, un ressentiment à mon égard.

Je suis sur la défensive.

La boucle est bouclée ! Nous nous préparons à tourner en rond...

L'ennui, c'est que le phénomène est apparemment très complexe : si autant d'éléments interviennent, comment y voir clair ?

Cela ressemble à un vaste chaos.

Les notions de cause et d'effet n'ont plus grand sens ! Cependant, voir les choses sous cet angle incline à l'optimisme : on peut agir indifféremment sur l'une ou sur l'autre. Il n'y a pas à prendre les choses « par un bout »... Tout est possible !

Et moi dans tout ça ? 5

La lecture de ces pages a obscurci vos idées ? Rien de plus normal : la susceptibilité désigne finalement un ensemble varié et propre à chacun de sensibilités et de réponses à la vexation.

Voici quelques questions qui peuvent accompagner votre réflexion.

Tout d'abord, êtes-vous gêné(e) par votre sensibilité aux critiques ou aux situations qui nuisent à l'image que vous voulez donner de vous-même ?

Vous savez probablement répondre à cette question.

Cependant, pour vous aider à affiner votre diagnostic et profiter au mieux des pistes de travail proposées en troisième partie, nous vous invitons à considérer les questions suivantes.

1/ Vos domaines de susceptibilité

Quelles sont les caractéristiques pour lesquelles vous acceptez plus difficilement les critiques, les moqueries ?

Votre physique

Quoi plus particulièrement ? . . . .

. . . .

. . . .

Votre intelligence . . . .

. . . .

. . . .

Vos qualités relationnelles . . . .

. . . .

. . . .

Vos compétences . . . .

. . . .

. . . .

Votre éthique, votre morale . . . .

. . . .

. . . .

Vos choix de vie. . . . .

. . . .

. . . .

Vos projets . . . .

. . . .

. . . .

Vos choix relationnels . . . .

. . . .

. . . .

L'éducation de vos enfants . . . .

. . . .

. . . .

Autres : . . . .

. . . .

. . . .

. . . .

2/ Y a-t-il des situations de vexation auxquelles vous vous trouvez « trop » sensibles ?

Lesquelles ? . . . .

. . . .

. . . .

. . . .

3/ Vos réponses aux questions 1 et 2 présentent-elles des points communs ?

Type d'attaques . . . .

. . . .

. . . .

. . . .

. . . .

. . . .

Caractéristiques des « agresseurs » . . . .

. . . .

. . . .

. . . .

. . . .

. . . .

Contextes particuliers . . . .

. . . .

. . . .

. . . .

. . . .

. . . .

Vous pouvez par exemple penser à dix situations qui ont déclenché selon vous une vive susceptibilité.

© Eyrolles

4/ Vos réponses naturelles

Pensez aux cinq dernières situations au cours desquelles vous vous êtes senti(e) vexé(e).

Comment avez-vous réagi ? . . . .

. . . .

. . . .

. . . .

. . . .

. . . .

. . . .

. . . .

5/ Le problème

Qu'est-ce qui vous ennuie dans ces situations et/ou dans vos réactions ?

Quel est votre principal problème dans tout cela ?

. . . .

. . . .

. . . .

. . . .

. . . .

. . . .

. . . .

6/ Que voudriez-vous concrètement[1] ?

Qu'est-ce qui changerait alors ?

. . . .

. . . .

. . . .

. . . .

7/ Que faites-vous jusqu'à présent pour « travailler » votre susceptibilité ?

Qu'est-ce qui marche[2] ?. . . . .

. . . .

. . . .

. . . .

Qu'est-ce qui ne marche pas ou pas suffisamment[3] ? . . . .

. . . .

. . . .

. . . .

---

1. Par exemple : garder mon calme lorsque mon mari me fait une remarque, faire entendre mon avis à mon patron, n'être touché(e) que par les critiques « importantes », c'est-à-dire celles qui…
   Exemple de Jeanne :
   « Lorsque ma mère me dit : "une fois de plus, tu t'es fait avoir !", "je voudrais être capable de lui clouer le bec !" je voudrais lui dire que "me faire avoir" n'est pas un problème pour moi.
2. Par exemple : je laisse passer du temps avant de répondre, je fais expliquer ce que je ne comprends pas…
3. Par exemple : j'essaie de démontrer que la personne ne comprend pas ce que je dis, j'attaque mon interlocuteur sur ses points faibles, je m'isole…

8/ Et si vous essayiez de faire le contraire de ce qui ne marche pas... Que se passerait-il ? . . . .

. . . .

. . . .

. . . .

. . . .

. . . .

. . . .

. . . .

. . . .

Ce questionnement est inspiré du modèle de Palo Alto.

Le Centre de thérapie brève du Mental Research Institute de Palo Alto (Californie) a regroupé, à partir des années soixante, des chercheurs de différentes disciplines (psychiatrie, thérapie individuelle et familiale, anthropologie, communication institutionnelle et interpersonnelle...).

Il a notamment développé une conception des problématiques humaines reposant sur des prémisses constructivistes (il n'existe pas une réalité mais autant de réalités que d'êtres humains), systémiques (nous n'existons qu'à l'intérieur de relations qui agissent sur nous autant que nous agissons sur elles) et une approche de la résolution des problèmes fondée sur l'utilisation du paradoxe.

Quelques idées-clés :

le problème n'est pas en nous ni en l'autre mais dans la relation avec lui : personne n'est « coupable ! ;

le problème est alimenté par les tentatives que nous faisons pour le résoudre et qui demeurent infructueuses : il s'agit donc de cesser de faire ce que l'on fait d'habitude et qui ne marche pas ;

le changement ne vise donc pas l'individu mais sa façon d'aborder ses difficultés.

Les figures marquantes du modèle de Palo Alto :

Des fondateurs précurseurs du modèle : Grégory Bateson (anthropologue), Don Jackson (psychiatre intervenant en thérapie familiale), Milton H. Erickson (psychiatre ayant développé une nouvelle pratique de l'hypnose).

Puis les membres du MRI : Paul Watzlawick, John Weakland, Richard Fish, Virginia Satir…

DEUXIÈME PARTIE

Pourquoi sommes-nous susceptibles ?

« Chaque niveau d'organisation présente un fonctionnement qui dépend du niveau qui l'englobe, et le fonctionnement de chacun d'eux concourt au fonctionnement de l'ensemble. »
Henri Laborit, *L'Esprit du grenier.*

La susceptibilité n'est pas UN problème. Elle peut en faire naître plusieurs, qui sont particuliers à chacun.

Il n'y a pas un état « normal » de non-susceptibilité et un état « pathologique » de susceptibilité mais parfois une situation de souffrance signalant que quelque chose ne va pas dans notre façon d'appréhender le jugement des autres.

Faisons **un parallèle médical** :

On sait isoler les principales manifestations d'une angine le temps que dure la maladie. Pour cela, on se réfère à notre état de santé habituel.

On sait en général également identifier une cause – une bactérie par exemple – qui permette de traiter la pathologie.

Il en va tout autrement de nos traits de caractère : il n'y a pas véritablement, en ce qui les concerne, d'avant ni d'après.

Ce que nous voyons souvent comme un défaut, un dysfonctionnement ou un dérèglement – dérèglement par rapport à quoi ? – a aussi sa raison d'être.

Comme une douleur qui nous prévient que quelque chose ne va pas et que, si nous voulons aller mieux, il convient d'agir.

La susceptibilité se construit… avant même que nous voyions le jour puis à partir de matériaux que nous travaillons de nos propres mains, ou plutôt de notre propre esprit. C'est d'abord un héritage.

Deux questions se posent :

- pourquoi sommes-nous si attentifs à percevoir dans le regard d'autrui ce qui va nous contrarier ?

- pourquoi apportons-nous alors des réponses qui causent notre douleur voire la maintiennent et l'amplifient ?

Je n'ai aucune réponse précise à apporter à des questions aussi complexes mais je vous propose d'explorer avec moi quelques pistes de réflexion. J'aimerais également relever des idées reçues qui ont cours quant à la formation de notre personnalité et peuvent brider notre élan à changer.

1

Un « insatiable » besoin de considération

« *Dès qu'ils vivent en société, les hommes éprouvent le besoin d'attirer à eux le regard des autres. Autrui est alors nécessaire à ma propre complétude. Le besoin d'être regardé, la recherche de l'estime publique représentent, non un vice, mais un besoin constitutif de l'espèce humaine. En somme, nous avons un besoin impérieux des autres, non pour satisfaire notre vanité, mais parce que, marqués d'une incomplétude originelle, nous leur devons notre existence même.* »

Jean-Jacques Rousseau,
Discours sur l'origine et les fondements de l'inégalité parmi les hommes.

L'estime des autres est-elle un besoin biologique ?

Nous naissons en général pour survivre.

« Un simple organisme fait d'une seule cellule, par exemple une amibe, n'est pas simplement en vie : il est résolu à rester en vie. »

Comme l'explique Antonio R. Damasio dans *Le Sentiment même de soi*, cette amibe « réussit à garder le profil chimique de son milieu interne en équilibre, tandis qu'autour d'elle, dans l'environnement qui lui est extérieur, règne une pagaille monstre ».

Nous naissons « équipés » pour assurer notre survie. Notre équipement comprend des capteurs qui nous signalent quand les besoins ne sont pas satisfaits.

Au besoin d'apporter l'énergie nécessaire à notre organisme notre corps répond par l'alerte physiologique que nous nommons « faim » et qui nous amène à chercher de la nourriture.

Au besoin de maintenir notre corps à température, ce dernier répond par l'alerte physiologique que nous nommons « froid » et qui nous conduit à nous vêtir plus chaudement.

Cependant, respirer, dormir, boire, se nourrir… ne suffisent pas à nous maintenir en vie, en développement. Sans contact « humain » autre que celui visant à assurer les fonctions de survie, un enfant dépérit.

L'amour serait un besoin biologique.

C'est ce qu'affirme David Servan-Schreber dans son ouvrage *Guérir*.

Il rapporte notamment les conclusions d'expériences réalisées sur des rats isolés dès la naissance par l'équipe du Professeur Schonberg à l'Université de Duke.

« En l'absence de contacts physiques, c'est chaque cellule de l'organisme qui refuse littéralement de se développer. Dans toutes les cellules, la partie du génome responsable de la production des enzymes nécessaires à la croissance cesse de s'exprimer, et le corps, dans son ensemble, entre dans une sorte d'hibernation… le contact émotionnel est bel et bien un facteur nécessaire à la croissance, et même à la survie. »

Cela signifie que, dès notre naissance, l'enjeu est de taille…

« Être avec » ou ne pas être du tout

Dès la naissance, nous sommes installés dans la dépendance à l'égard de l'autre (l'autre de la mère, l'autre du père) puisque nous sommes incapables d'assurer seuls notre survie et notre développement. Nous sommes déjà soumis à son autorité, ne savons pas vivre sans son concours. Nous n'existons et ne nous développons que dans la relation à l'autre ou plus exactement dans l'interaction, c'est-à-dire l'action réciproque.

Cette dépendance assure le plus souvent notre sécurité : des personnes nous prodiguent les soins vitaux (être nourri, tenu dans les bras, caressé, lavé, soigné…) qui nous permettront un jour de devenir autonomes. Elles jouent avec nous le jeu de l'interaction qui va nous constituer en tant qu'individus. Tzvetan Todorov, dans *La Vie commune*, souligne que l'enfant demande, dès sa naissance, à l'instar de n'importe quel animal, à être nourri et protégé. Seulement, au bout de quelques semaines, il accomplit, dit-il, une action qui n'aurait pas d'équivalent dans le monde animal : « Il ne se contente plus de regarder sa mère (cela, il le fait dès sa naissance) mais cherche à capter son regard pour en être vu. Rechercher et regarder le regard qui le voit : tel est l'événement par lequel l'enfant entre dans un monde résolument humain. » La fonction du regard maternel est double : il confirme l'enfant dans son existence et la mère dans son rôle. L'interaction s'édifie autour du regard de l'autre.

Du besoin d'amour au besoin d'estime

Nous n'avons pas seulement besoin d'amour, de contact chaleureux mais aussi de reconnaissance, d'estime. « Les motifs les plus puissants de l'action humaine ne s'appellent pas plaisir, intérêt, avidité, ni d'un autre côté générosité, amour de l'humanité, sacrifice de soi ; mais : désir de gloire et de considération, honte et culpabilité, crainte du manque d'estime, besoin de reconnaissance, appel au regard d'autrui… L'intérêt et les biens matériels me font vivre, mais c'est le regard de l'autre qui me fait vraiment exister. »[1]

Nous sommes des êtres de nature *coexistant* avec d'autres êtres humains qui ont eux aussi besoin de respirer, boire, manger… et d'être aimés.

Oxygène, eau et nourriture… sont donc à partager.

La prise en compte de « l'intérêt général » n'étant pas un réflexe inné, la survie de l'individu s'organise autour de conduites sociales de coopération et d'assistance.

Chacun intègre, dès le début de sa vie, un de ces systèmes où, tour à tour, il coopère et est assisté. Mais une condition émerge pour continuer d'y appartenir : susciter et conserver l'estime et la reconnaissance. Sans cette reconnaissance, nous ne sommes pas ou plus sollicités pour coopérer. Et si nous ne coopérons pas, nous ne serons pas assistés en cas de danger… La considération des autres est une condition d'intégration sociale. Elle nous aide à survivre et, au-delà, est une source de plénitude – car l'autre nous complète.

Bien sûr, les comportements humains sont plus complexes. Il n'en reste pas moins que l'estime des autres pourrait être un besoin biologique au même titre que le besoin d'amour. De là vient que le sentiment d'exclusion serait,

---

1. T. Todorov *La Vie commune.*

selon certains anthropologues, « un réflexe de survie : la douleur provoquée par l'exclusion est un signal pour l'individu qu'il doit absolument faire un effort pour retrouver son groupe. »[1]

Il me semble que la douleur provoquée par la susceptibilité a la même fonction que la douleur provoquée par l'exclusion : signaler à l'individu qu'il doit faire un effort pour regagner l'estime d'autrui peut-être perdue. Car autrui est susceptible de manquer, de faire défaut. Et il fait effectivement défaut lorsqu'il nous ignore quand nous cherchons son approbation, qu'il nous rejette alors que nous pensions lui « appartenir », qu'il nous blâme alors que nous voulions être consolés, qu'il se moque de nous alors que nous voudrions être valorisés…

La susceptibilité est un de nos systèmes d'alerte.

La susceptibilité comme système d'alerte

Elle est un système d'alerte nous signalant le danger de n'être pas ou « mal » regardé. Elle a pour fonction de nous enjoindre à veiller à la satisfaction de notre besoin de considération.

Elle est en cela comparable à l'anxiété dont certains neurobiologistes postulent qu'elle joue un rôle essentiel dans la survie de l'espèce. Les conduites qui en relèvent (timidité, soumission à l'autorité…) perdurent dans notre espèce parce qu'elles constituent jusqu'à présent un ciment de cohésion sociale en permettant de limiter les luttes pour le pouvoir.

Dans le cas de la susceptibilité, le système d'alerte réagit à l'excès. Il s'emballe trop vite, il fait du zèle.

1. *Cerveau et psycho*, numéro 7.

Une cause possible de la susceptibilité : la nécessité, biologique, d'être prévenu que notre besoin de considération n'est pas satisfait, qu'il y a danger et que nous devons réagir.

L'estime est-elle une injonction sociale ?

Le particulier et le général

> « Sitôt que les hommes eurent commencé à s'apprécier mutuellement, et que l'idée de la considération se fut formée dans leur esprit, chacun prétendit y avoir droit, et il ne fut plus possible d'en manquer impunément pour personne. De là sortirent les premiers devoirs de la civilité, même parmi les sauvages ; et de là, tout tort volontaire devint un outrage, parce qu'avec le mal qui résultait de l'injure, l'offensé y voyait le mépris de sa personne, souvent plus insupportable que le mal même. C'est ainsi que, chacun punissant le mépris qu'on lui avait témoigné d'une manière proportionnée au cas qu'il faisait de lui-même, les vengeances devinrent terribles, et les hommes sanguinaires et cruels. »

Jean-Jacques Rousseau
Discours sur l'origine et les fondements de l'inégalité parmi les hommes.

Y aurait-il, comme le prétend Rousseau, une contradiction entre le besoin d'estime et les nécessités de la vie sociale ?

Alors que le besoin des autres conduit à vouloir se rassembler pour être plus fort et survivre, il nous pousse aussi, une fois unis, à vouloir se distinguer pour montrer à quel point l'on mérite d'être reconnu et estimé.

© Eyrolles

74

En effet, vivre avec les autres, c'est vivre dans la différence et dans l'ambition d'être plus fort. Car l'un des socles de l'identité du groupe et de l'identité individuelle, c'est la différenciation.

On s'affirme en s'opposant pour appartenir. Ce message nous est transmis par les groupes auxquels nous appartenons (famille, école, société…) et nous nous l'approprions au fur et à mesure de notre développement.

Ainsi, parce que nous avons appris qu'exister, c'est se distinguer et, si possible, se distinguer en occupant une place de choix – la meilleure ? – parmi les autres, ils nous sont aussi nécessaires qu'ennemis.

De cette confrontation à l'altérité naîtraient, à suivre Kant, les passions, au premier rang desquelles l'ambition. Or, l'ambition a beaucoup à voir avec la susceptibilité.

« Cet effort pour faire que chacun approuve ce que l'on aime ou ce que l'on hait est en réalité de l'ambition. Et nous voyons par conséquent que chacun a naturellement le désir que les autres vivent selon son naturel (*ingenio*) à soi, et comme tous veulent être loués ou aimés par tous, ils se haïssent réciproquement ».[1]

En effet, selon Kant, le besoin, inné, est ce qui est nécessaire à la survie alors que les passions (l'envie, la recherche de la gloire, l'ambition…) sont sociales par nature, du fait qu'elles prennent naissance dans la relation à l'autre. On n'est passionné que parce que l'on veut se faire valoir aux yeux d'autrui ce qui implique de rivaliser, se battre. Un homme seul n'a pas de passions puisque celles-ci sont la conséquence de l'inégalité entre les hommes, inégalité qui n'existe que parce qu'il y a des regards pour comparer et distinguer entre individus.

C'est le regard d'autrui et son jugement qui donnent naissance à la passion.

---

1. Spinoza, *Éthique*, Scolie de la proposition XXXII.

La société est le jeu de notre « insociable sociabilité », pour reprendre l'expression kantienne. Notre penchant à nous associer s'exprime dans la lutte pour préserver notre intérêt individuel. Notre culture s'organise et se transmet dans cet antagonisme.

Ainsi, la susceptibilité se donne-t-elle à penser comme une ambition fréquemment déçue, le « je voudrais être estimé de tous » se heurtant sans cesse à des signaux contraires.

La défense du groupe

Si le besoin de considération trouve sa source dans la phylogenèse, son territoire est celui du groupe, de la société.

Il s'articule autour du message : « Défends l'image du groupe auquel tu appartiens et gare à celui qui te montre de la mésestime. »

Notre « humanité » et notre culture, représentées par une nation, une religion, etc. nous inscrivent dans une sorte de « susceptibilité ambiante ». En témoignent ce que Freud, dans ses *Essais de psychanalyse appliquée* a nommé les trois grandes blessures narcissiques de l'Homme.

Une communauté est d'abord un ordre clos. Elle manifeste son amour d'elle-même par une vision du monde qui lui est propre. Qui la remet en cause fait subir à la communauté une vexation insupportable. Aussi la logique de la susceptibilité s'étend-elle à l'humanité entière !

La première blessure narcissique nous est infligée par Copernic au XVIe siècle. Il affirme que la terre est plus petite que le soleil et qu'elle n'est pas le centre de l'univers. Notre planète n'est qu'une parmi d'autres.

Puis, Darwin met en évidence, par sa théorie de l'évolution, la filiation animale de l'homme. Alors que celui-ci se pensait créé à l'image de Dieu, on lui annonce un lien de parenté avec le singe !

C'est une deuxième blessure narcissique.

Enfin, Freud soutient que l'homme n'est pas maître de lui-même mais déterminé par ses pulsions inconscientes.

De même, à l'échelle nationale, tout pays transmet à ses citoyens les éléments d'une identité. Par le biais du patriotisme, chacun s'en fait le représentant et le vif défenseur. Mais comme la considération des autres peuples n'est pas toujours à la hauteur des espérances, les îlots de susceptibilité ne manquent pas et l'on peut ainsi dresser, comme le proposent Pierre Daninos et Doré Ogrizek dans leur ouvrage *Savoir-vivre international*, un « planisphère de la susceptibilité ».

« Sachez que l'eau du lac de Genève est la plus pure du monde. Là, un conseil formel : de grâce, regardez bien où vous êtes avant de nommer ce lac. Afin d'éviter tout drame, ne dîtes "de Genève" qu'à Genève ; ailleurs, il est "Léman". »

« Si l'on veut créer une atmosphère de confiance avec un Autrichien, il faut comprendre le sentiment qu'il a d'appartenir à un pays doté d'un passé glorieux, riche de traditions spirituelles et artistiques. »

« Ne dîtes jamais à un Hollandais qu'il est un flamand. Il en serait profondément vexé. Pour un Hollandais de bonne race, c'est-à-dire originaire des provinces situées au nord du Rhin et de la Meuse, tout ce qui se trouve au sud de ces deux fleuves a quelque chose d'inférieur et de vulgaire…

(…) Pour un Hollandais, un Belge est une sorte de méridional : il le trouve un peu négligé, un peu sale, trop bavard, trop familier, pas très sûr dans les rapports d'affaires. »

Ainsi, lorsque nous disons « je », le « nous » culturel prend également la parole.

Chacun d'entre nous façonne son identité – ou ses identités ? – en faisant siens les messages du groupe auquel il appartient ou veut appartenir.

Ces messages lui viennent de la famille, de l'école, du quartier, de la religion.

C'est ainsi qu'avant même d'être dans le monde, la longue histoire de nos différences, et donc de notre spécificité, agit comme mémoire. Et dès notre plus jeune âge, nous évoluons dans un univers qui nous apprend à nous distinguer, nous inculque ce que sont nos différences à valoriser. Il nous montre par là même comment repérer les signes d'une considération insuffisante et la manière dont il convient de se défendre.

Formés – dressés ? – à protéger la valeur de notre groupe de référence, nous nous appliquons à défendre la nôtre.

Il s'agit d'un simple transfert de savoir-faire.

Défendre son image, c'est défendre l'image de tous ses territoires !

Une origine de la susceptibilité : le conditionnement culturel et social qui nous apprend à réagir à ce qui menace notre besoin de considération.

2

Inné ou acquis ?

Génétique et traits de caractères

Inné ou acquis ? La question se pose pour la susceptibilité. Un individu y serait-il génétiquement plus prédisposé qu'un autre ?

Difficile de se prononcer, en l'absence de recherches scientifiques menées sur le sujet. Toutefois, on peut utilement se baser sur des expériences menées en laboratoire à propos de deux autres traits de caractère, qui sont en jeu dans la susceptibilité : le besoin de récompense et l'agressivité.

Le besoin de récompense

Robert Cloninger a élaboré un modèle visant à identifier les principales composantes de la personnalité.

Il dénombre sept traits de personnalité dont trois seraient héréditaires, modulés chacun par un neurotransmetteur (dopamine, sérotonine et noradrénaline) :

• la recherche de la nouveauté ;

• l'évitement de la souffrance ;

• le besoin de récompense.

Ce dernier est certainement impliqué dans la susceptibilité. Il se décline en une recherche d'approbation sociale et une quête de liens affectifs. Les gènes de la noradrénaline joueraient un rôle dans sa formation.

L'agressivité

Une équipe de chercheurs de Pittsburgh a tenté de déceler une base génétique à l'agressivité.

Les individus qui possèdent une forme particulière du gène qui code l'enzyme TPH (enzyme limitant la synthèse de la sérotonine) auraient tendance à céder plus que d'autres à l'agressivité.

Une étude menée sur des singes tendrait à montrer des conduites plus agressives chez les porteurs du gène 5HTT. D'autres travaux suggèrent que ce gène jouerait un rôle dans notre capacité à faire face aux difficultés de la vie. Ainsi, les personnes qui n'en produiraient pas suffisamment seraient plus exposées au risque dépressif.

À l'aide de tous ces exemples, on voit bien que certains traits de caractère ont probablement une origine génétique. Mais les gènes n'expliquent pas tout : nos personnalités ne sont pas programmées.

Rien n'est joué

Qu'un terrain biologique oriente en partie notre personnalité ne signifie pas que celle-ci soit irrémédiablement déterminée.

Selon Margaret McCarthy de l'Université du Maryland, « Les gènes ne sont pas statiques. Ceux dont nous héritons n'ont d'intérêt que par leur expression. » Par exemple, les travaux de John Higley mettent en évidence qu'un bas taux de sérotonine chez les singes n'appelle pas systématiquement des conduites agressives. Seuls ceux qui ont été précocement séparés de leur mère feraient preuve, dans certaines situations, de cette agressivité inscrite dans leur code génétique.

Car le métabolisme de la sérotonine varie considérablement en fonction de conditions environnementales telles que le stress. Peut-être même pourrait-on imaginer que les séparations précoces, si elles ont lieu dans un certain type d'environnement, d'interactions, n'engendrent pas l'agressivité pré-programmée.

Ainsi, la présence d'un gène, ses caractéristiques, ne suffisent pas à expliquer les comportements. Ils constituent des supports, des potentiels dont l'expérience individuelle va permettre ou non l'expression. Et l'on peut alors se plaire à penser que si un gène « trouble-fête » nous habite, le type d'expériences que nous faisons, la manière dont nous traitons les informations, l'environnement dans lequel nous nous plaçons, et ce à tout âge, peuvent agir comme perturbateurs du déterminisme génétique !

Ernest Rossi[1] s'est exprimé à ce sujet lors d'un séminaire organisé en juin 2003 par l'Institut Milton H. Erickson de Paris, « Psychobiologie de l'expression génique, neurogénèse et guérison en psychothérapie ».

Il ressort de sa communication que : « La génomique[2] nous apprend que l'expression des gènes est influencée par d'innombrables facteurs environnementaux au rang desquels comportements, pensées et psychothérapie ont maintenant droit de cité, même pour les psychopharmacologues les plus reconnus. Ernest Rossi cite Stephen M. Stahl qui, dans son dernier livre, paru l'an dernier en France, a sidéré bien des psychiatres en affirmant : "... Les expériences humaines, l'éducation et même une psychothérapie peuvent changer l'expression des gènes qui modifient la répartition et la "force" de connexions synaptiques spécifiques. (...) On peut donc dire que les gènes modifient le comportement et *vice versa.*" (*Psychopharmacologie essentielle,* Flammarion, 2002, p.21). » Notre patrimoine génétique ne constituerait donc pas un programme de développement imperturbable mais un potentiel (de développement) dont les modalités d'expression sont multiples et surtout variables, évolutives en fonction des expériences faites par l'individu.

Rien n'est joué...

Une cause possible de la susceptibilité : son lien avec certains traits de personnalité qui auraient une base génétique.

---

1. Docteur en psychologie, exerçant à Los Osos, Californie, auteur, notamment, de *Psychobiologie de la guérison.* Une synthèse de sa communication est proposée par Irène Bouaziz et Chantal Gaudin sur le site de l'association Paradoxes (www.paradoxes.asso.fr, rubrique « Contributions » puis « Comptes rendus de séminaires »). Paradoxes est une association sans but lucratif (loi 1901) fondée en 2001 à Paris, par quatre médecins pratiquant la thérapie brève : Irène Bouaziz, Chantal Gaudin, Georges Elkan et Manuela Guillot. Elle a pour but de promouvoir la thérapie brève et l'intervention systémiques (Modèle de l'École de Palo Alto), notamment en les faisant connaître auprès des usagers, en favorisant des rencontres, en informant et en formant des praticiens, en développant la recherche.
2. La génomique est une discipline de la biologie qui procède à l'analyse moléculaire et physiologique complète du matériel héréditaire des organismes vivants.

Quelle est la part de l'histoire individuelle et des interactions ?

3

Si notre mécanique biologique intervient pour partie dans la formation de notre personnalité et donc dans la susceptibilité, une autre donnée tient une place de choix dans la construction de notre personne : l'interaction, au quotidien, avec notre milieu, l'expérience permanente que nous faisons de la relation à l'autre, cette relation qui nous façonne autant que nous la façonnons.

Ne serions-nous pas susceptibles parce que notre entourage – et principalement nos parents ou les personnes qui ont assuré les fonctions maternelles et paternelles – nous ont mal aimés, dépréciés, blâmés ? Ne serait-ce pas dans notre enfance que se jouerait notre aptitude à faire abstraction, le moment venu et à bon escient, du regard d'autrui ? Ce sont là des hypothèses séduisantes en ce qu'elles attribuent une cause à l'effet !

Mais ces liens n'ont absolument rien de systématiques…

Des individus aimés, valorisés par leurs parents et par leurs maîtres sont-ils épargnés de toute forme de susceptibilité ?

Gardons-nous de penser que telle cause produit tel effet… mais observons les discours qu'il n'est pas rare de tenir !

Le récit de notre histoire familiale

> « Ce qui pénètre dans notre système nerveux depuis la naissance, et peut-être avant in utero, les stimulus qui vont pénétrer dans notre système nerveux nous viennent essentiellement des autres. Nous ne sommes que les autres. Quand nous mourons, c'est les autres que nous avons intériorisés dans notre système nerveux, qui nous ont construits, qui ont construit notre cerveau, qui l'ont rempli, qui vont mourir. »
>
> Henri Laborit,
> dans le film « Mon oncle d'Amérique »

Que nos expériences, notamment nos expériences sociales, « impriment » des informations dans notre cerveau, que ces informations jouent un rôle dans notre manière d'aborder chaque nouvelle situation… est admis par un grand nombre d'entre nous.

Mais allons un peu plus loin avec Henri Laborit lorsqu'il explique le fonctionnement du cortex cérébral :

© Eyrolles

« Il associe les voies nerveuses sous-jacentes… qui ont gardé la trace des expériences passées ; il les associe d'une façon différente de celles où elles ont été impressionnées par l'environnement au moment même de l'expérience. C'est-à-dire qu'il va pouvoir créer, réaliser un processus imaginaire. »

Ces informations ne constituent qu'une version de la réalité possible, qu'une mouture de notre histoire – ce qui ne retire rien de leur force évocatrice.

Le problème ne vient pas de moi ni des autres mais de quelque chose qui, dans ma relation à eux, aujourd'hui, dysfonctionne.

Chacun d'entre nous a son idée sur les fondements de tel ou tel trait de personnalité. Elle constitue un fragment de notre vision du monde, de notre histoire, des autres et de nous-même.

C'est en ce sens que les identifier peut être intéressant… Il s'agit alors de pointer ce que l'on se dit, ce que l'on se répète sur soi-même et qui, peut-être, fige notre perception et nos réponses dans un registre familier.

Il convient peut-être de faire le point sur les histoires que nous nous racontons afin de constater qu'elles cautionnent notre perception et nos réponses plus qu'elles n'en sont l'explication ou en tout cas la seule explication possible.

Quelles sont donc ces histoires que nous construisons et qui aliment parfois nos plaintes – ce qui ne signifie pas que les événements n'ont pas existé ?[1]

---

1. J'attire l'attention du lecteur sur un ouvrage très riche de Jean Roustang, *La Fin de la plainte*.

© Eyrolles

« On ne m'a pas montré que j'étais important »

> « De quoi un enfant a-t-il le plus besoin pour se sentir exister comme personne de valeur, à sa place dans le monde ? D'être aimé par ses parents, c'est-à-dire de sentir qu'il tient une place de choix dans leur vie, qu'il est important pour eux. C'est justement ce qui m'a manqué » explique Emile, incapable de souffrir aujourd'hui la moindre indifférence d'autrui à son égard.
>
> « Je ne comptais pas pour eux, comment puis-je m'aimer ? Dès que l'on oublie que j'existe, j'ai l'impression de me désintégrer. »

La plupart des personnes se disant susceptibles affirment que ce sentiment d'être important leur a, d'une manière ou d'une autre, manqué.

> Simon ne se souvient pas avoir reçu de la part de ses parents de véritables marques d'attention et de considération. Il était pourtant fils unique.
>
> « Mes parents, tous deux professeurs, étaient très absorbés par leur travail et leur vie sociale. Ils veillaient, selon leur propre expression, à "ce que je ne manque de rien". Ils étaient présents pour m'aider à faire mes devoirs – mais de façon très didactique – comme ils le faisaient avec leurs élèves, se chargeaient de m'inscrire à de nombreuses activités extrascolaires, me posaient des questions sur ce que je faisais… Mais l'on ne partait jamais, ou très rarement, en vacances ensemble.
>
> Avec du recul, je me dis aussi qu'ils étaient peu affectueux avec moi. Bref, je n'avais pas l'impression de compter vraiment pour eux. Ils m'aimaient bien, ne m'auraient pour rien au monde fait du mal mais mon existence ne leur était pas fondamentale. Aujourd'hui, j'ai souvent le sentiment de ne pas compter véritablement pour les autres et j'interprète leurs propos et leurs attitudes dans ce sens. »

« Mes parents étaient toujours derrière moi… Ce que je faisais n'était jamais assez bien. Être second était déshonorant. C'est probablement la raison pour laquelle je ne suis jamais contente de moi » assène Véronique.

Ces récits sont intéressants car ils soulignent que des souvenirs de douleurs, de manques sont bien là et qu'ils ont leur place dans la lecture du présent, voire de l'anticipation de l'avenir.

La tentation serait forte de penser : « C'est donc pour cela qu'il/elle est susceptible ; ses parents ne se sont pas assez occupés de lui ou ne l'ont pas assez valorisé. »

Se garder de tout enthousiasme excessif : les phénomènes sont souvent plus complexes qu'ils n'en ont l'air ! Quelle est en effet la réalité de cette tentative d'explication ? D'autres personnes relatent quels enfants choyés, adorés, considérés voire idéalisés elles ont été pour leurs parents… et quelle susceptibilité à fleur de peau leur gâche la vie !

Eléonore ne comprend pas : « Mes parents m'ont toujours tenue sur un piédestal. Tout ce que je pensais, faisais, témoignait de mon intelligence, de mon adaptabilité, de ma générosité… j'avais tout pour devenir une personne sûre de sa valeur. Or, aujourd'hui, je ne supporte pas l'idée de ne pas être la « meilleure » pour mes proches (mon compagnon, mes enfants, mon patron, mes amis, etc.). La moindre mise en doute de mes qualités me rend malade. »

« Je n'ai pas été le préféré »

Les personnes se disant susceptibles affirment parfois : « C'est normal, j'ai dû me battre pour tenir une place au sein de ma famille ; je tolère donc mal que l'on me tienne à l'écart. » À croire que si l'on n'est pas pré-féré, on est déjà handicapé, sauf à développer son aptitude à la résilience[1] comme le soulignerait Boris Cyrulnik[2], ce qui revient presque au même.

Denis est persuadé que sa « sensibilité à fleur de peau » prend sa source dans la position qu'il occupait au sein de la fratrie. « Enfant du milieu », il n'avait jamais bénéficié de l'attention exclusive réservée un temps à l'aîné ni de l'affection sans restriction accordée au cadet. Ni aîné ni cadet, il n'était « rien ».

Aujourd'hui, il pense que cette insatisfaction l'a amené à chercher une position privilégiée au sein de sa famille. Une fois adulte, cette quête s'est traduite par une volonté de « sortir du lot », « être le meilleur pour attirer l'attention et l'affection » qui le rend irritable et irrité à la moindre réflexion qui lui est faite.

Il s'agit du point de vue de Denis. Il n'est ni vrai ni faux, il est le sien, celui qui fait sens pour lui.

Mais la simplicité de l'explication est sans doute trompeuse. Par sa force de persuasion, elle occulte les analyses rivales, qui peuvent être tout aussi pertinentes. Il faut se méfier de notre tendance à établir des liens entre événements présents et passés ; dès qu'il s'agit de donner du sens, nous sommes très créatifs. Poser des équations, faire coïncider les faits, quitte, au besoin et à notre insu, à les fabriquer de toute pièce : rien ne nous est impossible.

---

1. La résilience est la faculté de matériaux ou d'organismes de résister aux pressions sans trop se déformer ou en étant capables de retrouver leur forme initiale (tel un ressort). Boris Cyrulnik a consacré plusieurs ouvrages à la résilience. Il entend montrer que des individus ayant subi de grandes souffrances (guerre, séparations violentes, maltraitance...) étaient susceptibles, sous certaines conditions, de mener à l'âge adulte une vie « épanouissante ».
2. Éthologue, psychanalyste, psychologue, neuropsychiatre et écrivain français.

« Mes parents étaient très susceptibles »

Nous grandissons en observant, par imitation ou par opposition à des modèles.

Enfants, nous repérons avec une vigilance aiguë comment nos proches se comportent envers nous et leurs semblables. Nous pouvons donc entretenir l'illusion que nous reproduisons ce que nous avons observé ou l'inverse – ce qui, présenté comme cela, est presque toujours vrai !

Ne pas se laisser marcher sur les pieds

Francis explique que, pour lui, le refus du ridicule est un héritage familial !
Il veut dire par là que « garder la tête haute », quelle que soit la situation, faille-t-il pour cela faire preuve de mauvaise foi, constitue une marque familiale.

« Chez nous, les cris, les hurlements, les insultes étaient monnaie courante si quiconque s'avisait de mettre en défaut mon père. Il ne tolérait aucune critique et avait l'attaque cinglante mais juste pour remettre l'autre à sa place. J'étais fier de son côté "grande gueule" qui me montrait à quel point il était fort et avait le dernier mot. »

Laisser dire

Mathieu analyse : « Chez nous, on ne montre pas ce que l'on pense ni ce que l'on ressent. Mes parents m'ont toujours dit : "si l'on t'attaque, ne montre pas que cela te touche, c'est la meilleure défense." »

J'ai souvent eu le sentiment, en écoutant des personnes légitimer leur susceptibilité, qu'ils la reliaient à une sorte d'imitation inconsciente d'un modèle éducatif.

Là encore, pourquoi pas ? Mais cela ne suffit pas à expliquer les choses.

La confrontation à l'autre

L'école, après la famille, nous offre en général nos premières vexations et prépare alors probablement le terrain de notre susceptibilité en devenir. C'est un lieu d'exposition maximale, celui où l'on ne peut échapper au jugement d'autrui sur soi. Ce jugement est d'abord celui du maître comme le relatent Brigitte Labé et Michel Puech dans *La Fierté et la honte*, mais aussi des camarades :

« Quand la maîtresse rend le devoir de Romane, elle montre la feuille à toute la classe pour expliquer qu'elle a enlevé 2 points à cause du soin. Tout le monde découvre sur le devoir de Romane une énorme tâche d'encre et plein de ratures.

Romane sent son visage devenir rouge, écarlate, elle a très chaud. Son voisin, le premier à avoir remarqué la couleur de Romane, commence à chantonner : "Ah la tomate !" et toute la classe se met à chanter : "Ah ! la tomate, la grosse patate !"

Romane est au bord des larmes. »

Difficile de se soustraire à ce type de situations qui jalonnent la vie de tout écolier. La honte, hélas, semble un outil pédagogique comme un autre pour certains maîtres.

© Eyrolles

On ne peut laisser à la porte de l'école ses imperfections, ses failles, qui constituent autant d'« aimants à critiques », ainsi que l'illustre Jean-Paul Sartre dans *L'Enfance d'un chef*. « Lucien, jeune écolier, découvre d'abord avec plaisir que des propos moqueurs à l'égard d'un de ses camarades sont inscrits sur le mur des toilettes puis avec honte ceux qui le concernent : *"Barataud est une punaise."* Peut-être n'avait-il jamais pensé qu'il était si petit. Lucien se promit de l'appeler punaise, dès le lendemain matin à la récréation. Il se releva et lut sur le mur de droite une autre inscription tracée de la même écriture bleue : *"Lucien Fleurier est une grande asperche."*

Il l'effaça soigneusement et revint en classe. *"C'est vrai, pensa-t-il en regardant ses camarades, ils sont tous plus petits que moi."* Et il se sentit mal à l'aise…

"Je suis grand." Il était écrasé de honte : grand comme Barataud était petit – et les autres ricanaient derrière son dos. C'était comme si on lui avait jeté un sort : jusque là, ça lui paraissait naturel de voir ses camarades de haut en bas. Mais à présent, il lui semblait qu'on l'avait condamné tout d'un coup à être grand pour le reste de sa vie. Le soir, il demanda à son père si on pouvait rapetisser quand on le voulait de toutes ses forces. M. Fleurier dit que non : tous les Fleurier avaient été grands et forts, et Lucien grandirait encore. Lucien fut désespéré. »

Chacun d'entre nous porte en lui les traces de ces déceptions et de ces vexations qui nous font un jour découvrir autre que ce que nous croyions ou espérions être.

Que ces traces rendent plus audibles des remarques que nous n'entendrions peut-être pas autrement est tout à fait possible.

Ces exemples illustrent que nous nous croyons souvent enfermés dans les liens tissés avec notre entourage depuis l'enfance.

Cependant, une même cause peut provoquer tellement d'effets contraires qu'il convient de faire preuve d'un minimum de circonspection.

En résumé :

Une certaine vision de notre histoire peut nous amener à penser que notre susceptibilité vient :

- *d'une absence de la rassurante certitude d'être important pour ses parents ;*

- *de l'inquiétude de ne plus être aimé si l'on montre des failles ;*

- *d'une incapacité à supporter la frustration de son imperfection et à faire face au regard d'autrui.*

Ne retenons ces explications qu'avec des pincettes.

Une origine possible de la susceptibilité : les expériences que notre besoin de considération a réalisées dans l'interaction permanente avec l'entourage.

Ces expériences, au fur et à mesure de notre vie, influaient sur notre perception de nous-même et sur la manière de recevoir les perceptions d'autrui à notre égard.

4

La formation du jugement

« Instruire, c'est former le jugement. »
Michel de Montaigne, *Essais.*

Sommes-nous si bien instruits que cela ?

Le jugement est le résultat de la démarche intellectuelle par laquelle nous nous formons une opinion. C'est l'avis, favorable ou défavorable, exprimant l'approbation ou la condamnation, sur quelqu'un ou sur quelque chose.

Descartes va plus loin dans son *Discours de la méthode* puisqu'il le définit comme « décision mentale par laquelle le contenu d'une assertion est posé à titre de vérité ; cette assertion elle-même ».

Les choses sont claires ! Porter un jugement revient à organiser notre vision du monde en classant les situations et les personnes – dont nous-même – dans un certain nombre de catégories parmi lesquelles les dichotomies bon/mauvais, fort/faible, juste/injuste… Car juger suppose de comparer. Comparer avec d'autres données – d'autres situations, d'autres personnes –, avec ce qui a été, ce qui pourrait être, ce qui devrait être…

Le jugement est une opération qui consiste à coller des étiquettes. Certaines vantent les mérites, d'autres déprécient.

Les vertus de ces étiquettes ?

Puisqu'elles organisent, elles servent de repères et permettent une stabilité des représentations – au moins, on sait ce que l'on pense !

Elles favorisent les conversations – et les médisances ! – puisque l'on croit que l'on parle de la même chose.

Lorsqu'elles nous sont favorables, elles accroissent notre « satisfaction intérieure ». Lorsqu'elles nous sont défavorables, elles peuvent nous conduire à « rectifier le tir », nous exhorter à l'amélioration de telle ou telle caractéristique de notre personne qui, ainsi nommée, nous fait réagir.

Et leurs effets pervers ?

Oubliant qu'il s'agit d'étiquettes, d'habits, nous les considérons comme la vérité nue. Nous cessons en conséquence de chercher à comprendre… Elles sont un repos de l'esprit qui ne sait pas qu'il se repose !

Elles sont une « facilité de langage » qui cautionne les apparences. Lorsqu'elles nous sont favorables, elles nous figent dans une sorte de « béatitude du positif », et lorsqu'elles nous sont défavorables, elles peuvent inhiber un potentiel (« Je suis nul en maths, à quoi bon ? »), limiter nos envies tant elles restreignent nos espoirs…

C'est pourquoi l'injonction de Gide mérite notre attention :

« "Ne jugez point" Tout jugement porte en soi le témoignage de notre faiblesse. Pour moi, les jugements qu'il me faut porter quelquefois sur les choses sont aussi flottants que les émotions qu'ils soulèvent. »[1]

L'idéal serait d'être en mesure d'évaluer son jugement. Mais cela n'est pas si simple…

Nous sommes jugés avant de juger

Ce sont les premiers interlocuteurs de l'enfant qui le désignent en tant que personne, lui montrent son image dans le miroir, lui parlent de lui, le font exister dans leur discours… Cette attention signe son existence propre autant que son existence dans l'univers d'autrui et l'inscrit dans la dépendance à l'égard du jugement extérieur.

Véronique :

« Je suis quelqu'un de dynamique, tenace. Je ne baisse jamais les bras. Rien ne m'abat. On me dit "pleine de vie" et ça me fait plaisir. C'est peut-être pour cela que je supporte mal les "mous", ceux qui se plaignent et ne font rien. Et c'est là mon principal défaut : je suis intolérante. »

« Je sais que je suis lent. Il me faut plus de temps qu'aux autres pour apprendre mes leçons. Je suis un besogneux qui n'a pas beaucoup de facilités. »

Alain, 15 ans, fait sien un discours qu'il entend depuis qu'il va à l'école.

1. André Gide, *Journal.*

Véronique et Jean sont en train de nous livrer un fragment de leur jugement sur eux-mêmes. Ils ont probablement le sentiment d'exprimer une vérité. Mais si nous considérons ces assertions, nous savons qu'elles traduisent une perception plus qu'une réalité « vraie ». Une perception « multi-auteurs », « multi-regards ».

La susceptibilité vient pour partie de la difficulté à se juger « finement ». Or, le regard que l'on porte sur soi est lié au regard que l'on porte sur nous, sur le sens de ce que nous vivons.

Boris Cyrulnik souligne dans *Sous le signe du lien* que « Le regard social, en tant que représentation collective, constitue une très grande force modelante qui peut organiser l'histoire d'une vie. »

Il relate à ce titre comment les enfants de certains groupes de population d'Ouganda vivent la séparation précoce d'avec leur mère, séparation inscrite dans le rituel culturel de ces groupes.

Parce que le regard social valorise cette séparation à laquelle elle donne par ailleurs du sens, les enfants, passés l'expression de leur chagrin, s'adaptent aisément à leur nouvelle vie sans mère (« ils se regroupent, se réconfortent et s'intègrent sans trop de difficultés dans ce nouveau réseau social »).

Alors que dans tout autre contexte où la séparation est plutôt identifiée comme une injustice, une douleur infligée à l'enfant, elle est effectivement vécue de cette façon et est susceptible de provoquer des dommages psychiques.

Comment apprenons-nous à juger nos actes ?

Regardons ce bébé qui empile tant bien que mal deux cubes l'un sur l'autre et cherche le regard de ses parents… Si ceux-ci lui sourient et s'exclament de joie, le bébé sourit également et manifeste un contentement que l'on attribue volontiers à de la fierté ! Je ne sais pas si l'on peut parler de gratification de l'image de soi mais il y a bien là une interaction positive entre ses parents et lui, positive car associant réalisation personnelle et plaisir. Peut-être un premier jugement sur soi, fugace à ce stade, s'est-il formé.

« Aujourd'hui, Emma (3 ans et demi) est tombée dans la cour de l'école ; elle s'est fait mal au nez, elle pleurait. Mais je l'ai consolée… J'ai été gentille » relate Justine (3 ans).

L'enfant relie ses expériences à ce qu'elles font de lui.

Il apprend par les autres comment se juger, quelles étiquettes poser sur son front, étiquettes qui modèleront de lui une certaine image. Ce que les adultes lui renvoient est essentiel dans la nature et la stabilité de cette image.

Sophie se souvient du jour – elle devait avoir 10 ans – où elle racontait à son père comment elle avait vaincu sa peur de l'eau en sautant du plongeoir dans le grand bassin. Elle s'était trouvée courageuse. Celui-ci, loin d'être fier d'elle lui avait rétorqué que ce n'était quand même pas un exploit !

Le récit de Sophie avait manqué sa cible. Son père balaya d'un revers de main l'image qu'elle était en train de se forger d'elle-même.

Que s'est-il alors passé dans sa tête ?

S'est-elle dit : « il ne comprend rien, je sais que j'ai été courageuse » ? Peu probable…

S'est-elle dit : « Ce n'est donc pas ça le courage » ? Nous ne le saurons évidemment jamais…

Nos jugements identitaires viennent en premier lieu des appréciations que notre entourage a porté sur nos agissements et nos réalisations. Appréciations que nous avons du mal à évaluer, à remettre en cause lorsque nous sommes enfants car nous ne sommes pas encore capables de penser par nous-mêmes – si tant est que nous le soyons un jour !

Pouvons-nous, une fois adultes, nous en défaire ? Pouvons-nous opérer le tri selon nos valeurs et notre vision des choses ? Sommes-nous en mesure d'évaluer un jugement avant de le prendre en compte ?

Hélas, ces appréciations qui nous visent forment comme une seconde peau. La greffe ne prend qu'en fonction de cette colonne vertébrale constituée par nos « convictions » quant à ce que nous sommes et voulons être. En quelque sorte, elles filtrent les informations en provenance de l'extérieur.

À l'inverse, notre sensibilité au regard d'autrui peut être exacerbée par la difficulté de se juger soi-même et d'accorder de la valeur à cet auto-jugement.

Néanmoins, pour que notre propre jugement ne nous coupe pas d'autrui, ne nous conduise pas à l'isolement, à la surdité, nous devons le mettre à l'épreuve, le confronter au jugement des autres et veiller à sa souplesse, à sa plasticité. Trop de convictions sur ce que nous sommes provoque aussi, dans une certaine mesure, la susceptibilité. Car nous sommes alors d'autant plus heurtés ou blessés par un regard qu'il vient ébranler celui que nous serions tentés de camper en terrain conquis.

Idéalement, il s'agirait de co-construire nos jugements sur nous-mêmes ; ils seraient alors l'œuvre d'une collaboration avec notre environnement.

Juger, c'est comparer : faible estime de soi ou haute estime de l'autre ?

Sophie rapporte les soucis qu'elle rencontre avec sa fille de 5 ans : « Elle ne cesse de gesticuler, de pousser des cris pour un oui ou pour un non, de se rouler par terre... elle est très colérique. Elle est l'inverse de sa sœur aînée qui était, elle, très calme, gentille, souriante... »

La comparaison que cette mère établit ne l'aide pas à mieux comprendre sa fille et à vivre en bonne intelligence avec elle. Elle ne peut pourtant s'empêcher de céder à cette « facilité » de raisonnement qui consiste à distinguer pour juger.

Un instituteur exprimant ses louanges aux parents d'un de ses élèves : « Il est très curieux et plus intelligent que la plupart de ses camarades. »

Après avoir été comparés, nous ne manquons pas, en général, de nous comparer à notre tour.

Lucie analyse : « J'ai une mère parfaite, adulée de tous. Elle est jolie, élégante, vive, intelligente, cultivée... Depuis que je suis toute petite, je me dis que je ne réussirai pas à lui ressembler... Et je vis cela comme une injonction permanente à être à sa hauteur. Bien entendu, je ne me trouve ni jolie ni intelligente et je prends toutes les remarques comme des preuves que je ne pourrai jamais lui arriver à la cheville. »

La susceptibilité peut avoir pour base ce préjugé : « Les autres sont "mieux" que moi. » Difficile, alors, d'avoir une image de soi valorisante et de ne pas être vexé à la moindre remarque !

> *« On s'irrite moins en fonction de l'offense reçue qu'en raison de l'idée qu'on s'est formé de soi. »*
> *François René de Chateaubriand.*

Une origine éventuelle de la susceptibilité : notre difficulté à nous juger selon des critères pertinents et « justes » pour nous.

La fabuleuse orchestration de la mécanique susceptible

5

Au-delà des déterminants préparant le terrain de notre susceptibilité, comment s'organise le processus qui la commande « à chaud » ?

Comment la susceptibilité devient-elle notre réponse privilégiée dans un certain nombre de situations ?

C'est, hélas, une mécanique bien – trop bien ? – rodée.[1] D'autant mieux rodée que nous agissons sous l'emprise de notre méconnaissance de la

---

1. Décrites comme elles vont l'être, les étapes qui suivent semblent se succéder dans le temps, d'une manière logique. Or, les mécanismes en œuvre agissent, dans la réalité, presque simultanément. Et pour troubler notre entendement, il est possible, comme je l'expliquerai, que ces étapes s'articulent dans un tout autre ordre !

réalité alors même que nous croyons qu'elle est réalité. Nous sommes aux prises avec la « double ignorance » qu'évoquait Platon : nous ne savons rien mais nous vivons dans l'illusion que nous savons.

Au commencement est la perception... pas la réalité

> *« Ce n'est pas la réalité qui trouble les hommes mais la perception qu'ils en ont. »*
>
> Epictète,
> *Manuel.*

> *« Parmi les relations qui s'établissent à chaque instant présent, entre notre système nerveux et le monde qui nous entoure, le monde des autres hommes surtout, nous en isolons préférentiellement certaines sur lesquelles se fixe notre attention ; elles deviennent pour nous signifiants parce qu'elles répondent ou s'opposent à nos élans pulsionnels, canalisés par les apprentissages socioculturels auxquels nous sommes soumis depuis notre naissance. »*
>
> Henri Laborit,
> *Éloge de la fuite.*

Ce n'est donc pas ce que l'on nous dit, ce que l'on voit qui est à l'origine de la réponse susceptible mais ce que l'on croit entendre ou voir. Notre cerveau ne connaît pas la réalité mais il en construit une, *rien que pour nous*, à chaque instant, avec ses réseaux sophistiqués de souvenirs, de besoins et d'attentes. Il filtre les informations à partir de ceux-ci mais nous laisse appeler réalité ce qu'il a lui-même fabriqué.

« Je suis avec des amis et un bruit sourd se produit dans la rue. L'un a entendu un énorme bruit à deux pas d'ici, un autre a aussi senti la terre trembler et un troisième parle d'un coup de tonnerre lointain... »

Ce qui est remarquable, c'est que chacun d'entre nous est « sûr » de ce qu'il vient d'entendre, de sentir. Pourtant, ce qui existe vraiment, c'est ce que je suis en train d'imaginer.

Marie se confie : « Je suis dans le train, un homme assis en face de moi, l'air bizarre, ne cesse de me fixer des yeux avec un sourire que je trouve railleur. Soudainement, il se met à fouiller dans son sac tout en continuant de me regarder. Je commence à trembler, je regarde discrètement s'il y a des gens autour de moi ; or, le train est presque désert. Je me dis qu'il va sortir une arme – un couteau peut-être – pour me faire du mal. Puis il brandit un livre en riant : "regardez, nous avons les mêmes lectures !" »

Cette femme n'avait perçu de la situation, au moment où elle se déroulait, qu'un certain type d'informations – celles validant la « réalité » du danger – : l'air bizarre de l'homme, le fait qu'il la fixait, que le train était vide... Elle n'avait absolument pas appréhendé que d'autres informations étaient à sa disposition : l'air décontracté et amusé de l'inconnu, son regard insistant sur le livre qu'elle tenait à la main, la conversation bruyante d'un groupe d'amis dans le couloir...

Face à une même situation, nous sélectionnons à notre insu les données qui vont lui attribuer du sens et conditionner le comportement à adopter en réponse.

Les cognitivistes[1] parlent de sélection arbitraire de l'information pour souligner que d'autres informations, pourtant potentiellement pertinentes, sont, elles, laissées pour compte. On ne retient qu'un élément de l'information et on néglige d'autres éléments.

Ce que nous appelons « réalité » n'est donc qu'une composition, une œuvre élaborée par notre cerveau à partir des informations qu'il sélectionne... et seulement cela.

Ainsi, face à une critique ou dans une situation où je risque le ridicule, on pourrait croire qu'il est possible de choisir entre plusieurs *scenarii* de réalités. Malheureusement, nous sommes souvent trop habitués à percevoir les choses sous un certain angle pour porter ce regard critique sur la situation, concevoir un autre sens, une autre interprétation qui induiraient alors d'autres comportements en réponse.

Il n'existe pas de perception qui ne soit un traitement du réel. Il n'y a pas d'abord perception puis interprétation mais concomitance des deux. Elles sont indissociables.

Le sens est extérieur à l'événement

J'attribue immédiatement du sens à ces informations que j'ai sélectionnées à mon insu. Je me représente la situation. On peut dire de la représentation qu'elle est le film mental qui est en train de passer sous mes yeux (les images que je visualise) ou dans mes oreilles (mon dialogue intérieur).

---

1. On appelle sciences cognitives l'étude des processus par lesquels nous recevons et traitons les informations sensorielles. Pour les chercheurs et praticiens du mouvement cognitiviste, le cerveau ne fonctionne pas selon une réalité objective, mais à partir de représentations qu'il se fait de cette réalité. Les représentations constituent des reconstructions de l'esprit sur la base des informations que nos sens sélectionnent.

Antonio R. Damasio l'emploie « soit comme synonyme d'image mentale, soit comme synonyme de configuration neuronale ».

Si je vous demande de penser à une chaise, chacun d'entre vous aura une chaise bien spécifique à l'esprit, différente des chaises d'autres personnes. De la même manière, si vous entendez le mot « paresseux », chacun d'entre vous aura une vision tout à fait singulière du paresseux : pour certains, il sera immédiatement associé à une personne connue, pour d'autres à une situation vécue, ou encore à un concept manichéen...

Revenons au bruit dans la rue : pour l'un de mes amis, il est une explosion dans un immeuble non loin d'ici, pour un autre, il est un avion qui s'écrase au loin et pour moi, il est peut-être la préparation du feu d'artifice du 14 juillet.

En effet, entre les informations et la compréhension que j'en ai sont installés mes représentations, mon système de croyances, *ma vision du monde, héritages du sens que nous donnons à nos expériences passées.*

Lorsque je dis : « Il faut que je sois irréprochable, je ne supporte pas de décevoir mon entourage » ou bien « Les gens sont toujours prêts à rejeter leurs fautes sur les autres », j'exprime ma vision du monde. Elle contient en germe une interprétation de la réalité, exclusive des autres.

C'est notre vision du monde qui, à partir des informations venant de l'extérieur, induit nos conduites ; c'est à elle que nous obéissons quand nous agissons.

Elle est une sorte de mémoire permanente qui nous invite à voir les choses sous un angle ou sous un autre.

Il y a donc, entre ce que nous nommons avec optimisme « réalité » et notre compréhension de celle-ci – voire nos certitudes ! – des inducteurs de sens… Un processus se met en place pour nous dire comment concevoir la situation.

Les cognitivistes nomment « distorsions cognitives » les opérations mentales qui constituent des erreurs logiques et conditionnent cependant notre raisonnement et nos réponses. Elles constituent une interprétation des faits peu ajustée à la réalité car n'en présentant qu'une vision parcellaire et choisie malgré nous.

Voici quelques distorsions cognitives les plus fréquemment identifiées et particulièrement actives dans l'élaboration de la réponse susceptible.

Le raisonnement dichotomique

C'est le tout ou rien ou, pour reprendre un concept cher à Aristote, le tiers exclu. Si deux propositions sont contradictoires, l'une est vraie et l'autre fausse. Les choses sont noires ou blanches, bonnes ou mauvaises. L'alternative unique ne permet pas de relativiser ou d'envisager d'autres nuances.

« S'il me quitte, je ne m'en remettrais jamais. »

« On ne peut pas perdre et gagner à la fois. »

L'inférence arbitraire

On tire d'un fait une conclusion hâtive, arbitraire car sans élément démontrant que cette conclusion est juste.

« S'il ne me dit pas bonjour, c'est qu'il ne m'apprécie pas. »

La maximalisation et la minimalisation

On donne, sans raison objective, un poids exagéré à l'échec et on minimise la réussite. En fixant notre attention sur un point négatif, on procède à un filtrage de la pensée qui perturbe la vision globale. On disqualifie le positif.

« Certes, mon mari me dit qu'il m'aime, il est attentionné envers moi, mais il continue de préférer regarder un match de foot avec ses copains plutôt que de passer une soirée en tête à tête avec moi. »

La généralisation abusive

On formule une conclusion définitive et tranchée à partir d'une expérience unique. On généralise abusivement.

« Puisque ma candidature a été refusée à ce poste, ce n'est pas la peine que je poursuive dans cette voie. »

« Mon mariage a été un échec, je ne crois plus à la vie à deux. »

La lecture des pensées d'autrui

On attribue à autrui des pensées, des intentions sans vérifier que notre intuition est « juste ».

« Il me trouve bête. »

« Ils me prennent pour une incompétente. »

« Veux-tu vraiment postuler à ce job ? » devient : « Il pense que je suis incompétent, pas à la hauteur ».

Le problème, c'est de ne former qu'une seule hypothèse et d'oublier qu'elle n'est qu'une hypothèse.

Il est souvent dit des personnes susceptibles qu'elles déforment les propos de leur interlocuteur. Seulement, l'objectivité est un vœu pieux. Le traitement des informations produisant la susceptibilité n'est pas plus « détraqué » que celui produisant d'autres réponses. Il implique simplement une vision du monde, des représentations de soi et des autres, qui pointent plus que nécessaire les informations dévalorisantes, aidées en cela par les « distorsions cognitives ».

Suis-je capable de faire face ?

Face au constat « Il trouve que je suis nul ! », comment ne pas céder au découragement ?

C'est justement parce qu'est anticipée l'incapacité à « soulever des montagnes » que la susceptibilité se met en branle. C'est un sentiment d'impuissance qui dirige notre réponse dans la mauvaise voie.

Nous possédons un ordinateur de poche qui traite en temps réel l'information/représentation pour nous dire si nous sommes capables ou non de faire face. Le cas échéant, nous déclenchons une réponse adaptée ; sinon, des émotions paralysantes viendront perturber notre réflexion et suggérer la mauvaise réponse, celle qui nous fera souffrir et nuira à la relation avec notre interlocuteur.

Comment ce diagnostic inconscient et instantané intervient-il ?

Stéphanie se plaint : « Dernièrement, quand tu n'as pas répondu à mes messages pendant deux jours, je t'en ai voulu de me laisser sans nouvelles. Je t'ai trouvé ingrat... »

Sélection arbitraire de l'information

Je ne retiens que « ingrat », sans tenir compte des autres informations

↓

Attribution d'un sens à ce mot ———————→ Représentation de la situation

« Elle ne perçoit pas mes efforts, ne me fait pas confiance »

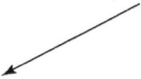

Généralisation

« Elle ne m'aime plus »

↓

Évaluation de ma capacité à agir positivement sur la situation :
« Je ne vais pas pouvoir la retenir »

↓

Sentiment d'impuissance

↓

Émotions : colère/tristesse

↓

Réponse :
« Comment peux-tu m'accuser de la sorte, moi qui… ? »

↓

Conflit
Rumination et détérioration, au moins temporaire, de la relation

Si ma représentation de la situation avait été : « Elle a été inquiète, c'est normal », l'enchaînement des réactions aurait été tout autre car peut-être me serais-je senti capable de la rassurer.

Dans ce cas, le dialogue aurait remplacé la submersion par les émotions et les réponses qui ont suivi.

Reprenons l'exemple du bruit sourd dans la rue.

Si l'un de mes amis est pompier, il se sait capable de réagir comme il convient et ne paniquera pas. Si un autre pense que l'explosion est lointaine, il ne percevra pas de menace immédiate et quittera tranquillement l'immeuble. En revanche, si je me sens en danger imminent et que je m'imagine brûlée vive sans avoir eu la possibilité de fuir, la panique me gagnera et risquera de produire des conduites inadaptées (ne plus pouvoir bouger, sauter par la fenêtre…).

J'illustre ici, de manière très schématique et simplificatrice, un mécanisme bien connu, celui du stress. En effet, une critique, un événement blessant agissent comme vecteurs de stress et génèrent la chaîne réactionnelle clairement décrite par les spécialistes de cet état émotionnel. Comme la dynamique du stress, la dynamique susceptible trouve son élan et sa force dans l'évaluation de la capacité à faire face.

Le rouge et le noir des émotions

Lorsque je me sens incapable d'apporter la bonne réponse, c'est-à-dire celle qui va assurer ma survie dans les meilleures conditions, que se passe-t-il ?

Activé puis entretenu par ces représentations qui m'indiquent un danger, l'état d'alerte va se décréter, sous la forme d'un déferlement d'émotions, de sentiments produisant en moi des sensations physiques désagréables.[1]

Du rouge colère...

La colère a toujours sa raison d'être : défendre notre territoire.

Sans colère, l'énergie nous ferait, dans certaines situations, défaut. Ressentir de la colère n'est pas un problème en soi. C'est l'inefficacité de son expression qui peut en être un.

Les personnes dites susceptibles décrivent avec acuité l'envahissement de leur esprit par une colère foudroyante qui les empêche de penser, c'est-à-dire de prendre du recul.

Amélie se souvient : « Lorsque j'ai compris qu'il avait oublié la date de mon anniversaire, je me suis sentie envahie par une bouffée de chaleur ; j'étais rouge de la tête aux pieds, j'avais chaud. J'entendais mon cœur battre comme s'il cognait contre ma poitrine pour sortir. J'étais paralysée de colère, incapable de produire le moindre son pour l'insulter. »

Thierry, d'origine africaine, raconte : « Le jour où un collègue, directeur du département financier, à qui je présentais mon budget prévisionnel, m'a dit sur un ton mêlant exaspération et mépris : "normal, là où tu viens, on compte sur ses doigts !", j'ai bondi comme si je n'étais plus moi-même et l'ai attrapé par le col de sa chemise... Je ne savais pas ce que je voulais faire mais je tremblais, je transpirais et me sentais soudain d'une force herculéenne. »

---

1. Ce ne sont peut-être pas les émotions qui découlent des représentations, mais l'inverse. À la différence de Descartes, qui affirmait l'autonomie du raisonnement, Antonio Damasio démontre dans *l'Erreur de Descartes*, que nos émotions déterminent en partie le contenu de nos pensées : « Nos jugements intellectuels et moraux sont déterminés, au-delà d'une logique interne au cerveau, par nos émotions. »

Pareille colère paralyse ou fait sortir de soi. Après coup, c'est parfois le remords qui l'emporte, ou une colère plus noire encore. Rien, en tout cas, qui soit de nature à apaiser le trouble de l'image que l'on a de soi.

... au noir tristesse

> « Lorsque l'esprit imagine son impuissance, il est par là même attristé. »
>
> Spinoza,
> l'Éthique, proposition LV.

La tristesse, quant à elle, pourrait nous servir à passer à autre chose, c'est-à-dire à faire le deuil d'un état, d'une idée, d'un espoir... pour aborder de nouvelles situations. Elle est, selon Spinoza, « le passage de l'homme d'une plus grande à une moindre perfection »[1]. Elle est donc tout aussi utile que la colère, si on l'accepte et si on sait ensuite « l'utiliser » puisqu'elle accompagne alors le renoncement et l'ouverture à l'avenir.

Mais elle peut tout aussi bien nous en détourner.

Stéphanie raconte : « L'institutrice de mon fils me dit un jour, et devant d'autres parents "Antoine est très agressif ; vous devriez peut-être consulter".

Médusée, incapable de réagir, je sentis les larmes m'accaparer tout entière. L'espace d'un instant, j'ai vu mon fils seul, isolé de tous et anormal. J'étais vexée par cette remarque qui signifiait que j'étais une mauvaise mère.

Une fois rentrée à la maison, je pleurai toute la soirée.

Je n'ai jamais parlé de cela à qui que ce soit et encore moins avec la directrice. Je n'ai pas non plus consulté de psy. »

---

1. Spinoza, *l'Éthique*.

Jean-Michel courtisait une jeune femme, Aline, depuis plusieurs jours. Ils avaient déjeuné puis dîné ensemble et les événements prenaient une agréable tournure.

Alors qu'ils discutaient aimablement de choses et d'autres, Aline posa à Jean-Michel une question qu'il prit immédiatement pour de la moquerie : « Pourquoi portes-tu toujours des chaussettes blanches ? »

Jean-Michel répondit de manière évasive – il ne sait plus quoi exactement – et fut pris, une fois seul chez lui, d'une tristesse infinie. Il se perdit dans ses pensées, un nœud à la gorge, incapable d'avaler quoi que ce soit.

La conclusion de ses ruminations fut qu'Aline l'aimait bien mais le trouvait ridicule et qu'elle n'avait pas envie de sortir avec lui.

Il ne répondit plus à ses appels.

Une émotion comme celle-ci est douloureuse ; elle invite au repli sur soi et rompt la relation avec l'autre. Elle ferme une porte au regard de l'autre avant que celui-ci ait réellement pu pénétrer en nous... pour le meilleur ou pour le pire.

Que l'émotion dominante face à un événement traumatisant pour l'image de soi soit la colère ou la tristesse, toutes deux révèlent un sentiment en amont de toute réponse : la peur, face à ce qui est perçu comme une menace. Peur de perdre et de ne pas retrouver aux yeux d'autrui : de la valeur, de l'importance, de l'amour et de ne pas savoir vivre avec ce manque.

La susceptibilité serait finalement une sorte de stress de l'image de soi, stress du besoin d'estime des autres.

Elle serait principalement déclenchée et entretenue par un sentiment d'impuissance à attirer et maintenir un regard d'autrui bienveillant, positif. Elle serait peut-être une expression du sentiment d'impuissance à être pour l'autre ce que nous voudrions être.

Une mécanique rodée... mais parfois écrasante

Si un ami nous dit que nous sommes « calculateur », que se passe-t-il en nous ?

Ce fabuleux mécanisme de confusion de la perception, de « bidouillage de l'information » prend le relais de notre bon sens et de notre objectivité pour préparer notre réponse spontanée.

Pour nous, bien entendu, tout est absolument logique... à peine un peu subjectif !

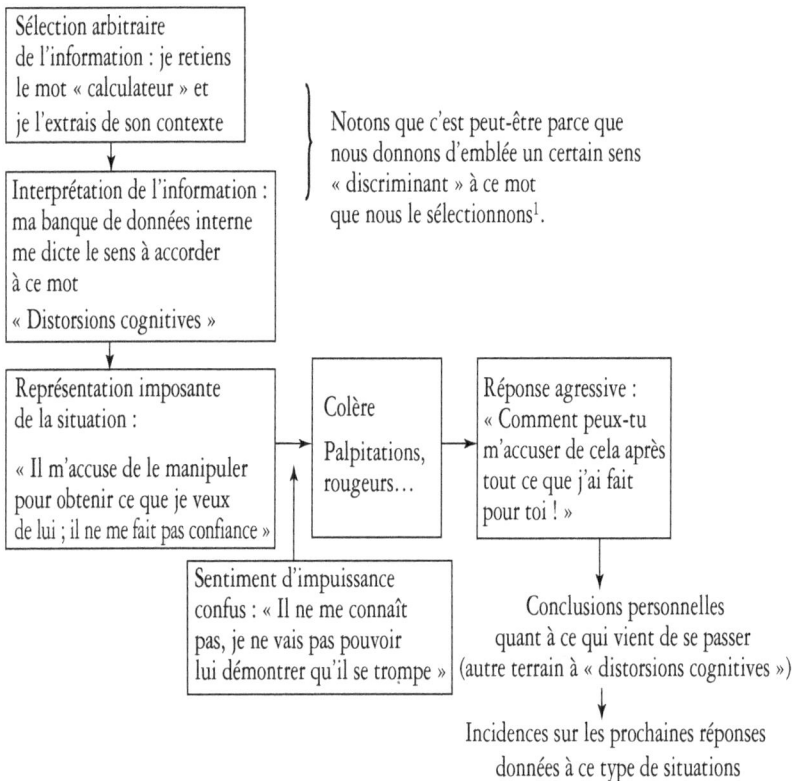

Sélection arbitraire de l'information : je retiens le mot « calculateur » et je l'extrais de son contexte

Notons que c'est peut-être parce que nous donnons d'emblée un certain sens « discriminant » à ce mot que nous le sélectionnons[1].

Interprétation de l'information : ma banque de données interne me dicte le sens à accorder à ce mot

« Distorsions cognitives »

Représentation imposante de la situation :

« Il m'accuse de le manipuler pour obtenir ce que je veux de lui ; il ne me fait pas confiance »

Colère

Palpitations, rougeurs...

Réponse agressive : « Comment peux-tu m'accuser de cela après tout ce que j'ai fait pour toi ! »

Sentiment d'impuissance confus : « Il ne me connaît pas, je ne vais pas pouvoir lui démontrer qu'il se trompe »

Conclusions personnelles quant à ce qui vient de se passer (autre terrain à « distorsions cognitives »)

Incidences sur les prochaines réponses données à ce type de situations

1. La sélection n'est peut-être pas si arbitraire que cela !

Le malheur, dans tout cela, c'est qu'il y avait d'autres interprétations possibles. Mais cela aurait impliqué que je sache stopper le mécanisme de la « représentation imposante », celle que l'on ne choisit pas et qui prend en main la conduite des opérations. Et c'est bien ça le problème. On pourrait croire que l'exercice de notre liberté nous immuniserait contre ce genre de représentations, qu'il consisterait à former des hypothèses logiques d'interprétation de la situation pour déclencher une réponse mûrie.

Dans la dynamique susceptible, le sens critique, la faculté de recul et d'analyse de la situation sont mises en suspend par des représentations dévalorisantes qui suscitent une réponse systématique et inadaptée. Inadaptée car systématique.

Le tout est donc de lutter efficacement, c'est-à-dire d'apporter des réponses qui réduiront le sentiment douloureux.

Au-delà de l'effet court terme – aller mieux à un instant donné –, il s'agit également de miser sur l'interaction permanente entre l'effet et la cause : en changeant une réponse, aussi superficielle qu'elle puisse paraître, on change ce qui est vécu à l'intérieur – les émotions, les représentations – et l'on modifie progressivement, si le premier effet produit est positif, les réponses futures.

TROISIÈME PARTIE

La susceptibilité n'est pas une fatalité

« Je suis susceptible, c'est ma personnalité ! »

Combien de fois n'a-t-on pas entendu cet accablant verdict ?

Est-il vraiment impossible de changer ?

« Personnalité » : le terme est, rappelons-le, trompeur. On l'emploie souvent pour désigner quelque chose d'assez immuable. Je lui préfère « modes de réponses préférentiels ». Car ce qui est caractéristique d'une personne, c'est sa manière de répondre aux différents *stimuli* qu'elle reçoit en permanence de l'extérieur.

Pourquoi cela serait-il figé ?

Pourquoi serions-nous obligé de vivre toute notre vie avec une particularité, des modes de réponses à certaines situations qui ne nous conviennent pas ?

« Oui mais la personnalité de chacun d'entre nous présente de grandes tendances reconnaissables » direz-vous... C'est en partie vrai puisque :

- l'on reproduit d'une situation à une autre des comportements qui nous sont familiers et dans lesquels on se sent confortable ou que l'on ne sait pas encore changer. Ils constituent des repères ;

- nos étiquettes nous suivent partout... Elles sont des «prêt-à-penser », des ombres assombrissant les possibilités. Nous leur vouons généralement une grande fidélité.

Seulement, pouvons-nous prétendre nous connaître parfaitement ? Souvent, des circonstances inédites révèlent des pans insoupçonnés de notre personnalité.

Marie s'étonne : « Jusqu'à ce que l'on me demande de mener cette étude très détaillée, je ne savais pas que je pouvais faire preuve d'autant de rigueur, de constance. »

Luc raconte : « Le jour où un homme s'est fait agresser devant moi et que je suis venu à son secours en ordonnant à l'agresseur de lâcher sa victime, je ne savais pas que je pouvais montrer une telle autorité ; on ne m'aurait jamais classé dans la catégorie des "courageux" ! »

Delphine s'indigne : « Moi qui suis une battante, toujours prête à défendre mes besoins et mes droits, je ne comprends toujours pas comment j'ai pu me laisser humilier pendant plusieurs mois par un homme ni comment j'ai pu être amoureuse de lui. »

Ces prises de conscience peuvent aussi être provoquées sciemment.

Pour une « douce » susceptibilité

Commençons par imaginer ce qui se passerait dans le meilleur des mondes possibles du « susceptible », qui, alors, ne le serait peut-être plus tout à fait…

Dans le meilleur des mondes de la susceptibilité :

- je sélectionnerais d'autres informations que celles qui rétrécissent mon champ de vision et me font immédiatement imaginer ce qui m'est désagréable ;

- je bâtirais plusieurs hypothèses quant au sens que j'attribue à la situation. Je ne dirais pas « ça veut dire ça », mais, « cela pourrait vouloir dire ça, ou ça... », ou, mieux, je poserais la question du sens à mon (mes) interlocuteur(s) ;

- j'engagerais – si le jeu en vaut selon moi la chandelle –, un dialogue avec mes interlocuteurs sur ce qui me cause du trouble ;

- je saurais ou agir s'il apparaît que je peux agir autrement ou passer à autre chose pour ne pas infliger à mon esprit de pollution inutile ;

- tiré vers le haut par mes nouvelles réponses, je verrais autrement toutes ces situations qui me font habituellement souffrir et je construirais une conception actualisée de ma capacité à faire face.

Il ne s'agit pas de changer de costume mais d'ajuster celui que nous portons habituellement pour y être plus à l'aise, pour qu'il nous protège mieux des intempéries... puisque tel est bien l'objet dans la susceptibilité.

Tiens, une critique !

Certes, le propos est outrancier ! Se réjouir d'une critique ou du regard moqueur d'autrui... quelle idée !

Pourtant, tout commence par l'accueil réservé à la critique ou à la situation vexante.

Dans la mécanique susceptible, l'information est souvent perçue et traitée sous le prisme : « On m'attaque, je dois me défendre. »

Dans un monde idéal, nous prendrions le temps d'observer la situation, d'analyser l'information et de déterminer s'il s'agit bien d'une attaque. Nous adopterions l'attitude exploratrice de qui se trouve face à une énigme : « Tiens, tiens, de quoi s'agit-il ? »

Il s'agirait de considérer la critique comme une information qui peut être utile.

C'est donc avant tout notre mode de réception, de traitement de l'événement qui serait réajusté.

Ce qui se passerait alors pour nous :

Prenant le temps d'observer la situation sous ses différentes facettes, nous ne chercherions plus à nous défendre systématiquement et immédiatement mais à comprendre et à apporter une réponse idoine.

Mais comment intervenir dans ce véritable cercle vicieux ?

Il n'y a évidemment aucune recette « miracle ». Il s'agit simplement de proposer des ingrédients qui pourraient donner à la critique une saveur moins amère... à chacun, ensuite, de les doser, de les mixer voire de faire preuve de créativité pour la transformer en un met plus croustillant ou plus fondant – selon son goût.

Elle deviendrait une information pertinente, quoique toute critique ne soit pas bonne à prendre.

S'observer à la loupe

> « Peut-on dire la vérité sur soi-même ? Tout avouer ? Se dévoiler totalement aux yeux des autres et de soi ? »
>
> André Gide,
> Journal, Le Grain ne meurt.

Le jugement sur soi se construit d'abord à partir du jugement des autres. Mais aujourd'hui, à l'âge adulte, que pensons-nous de nous-même ? Quelle est notre opinion *à nous* sur ce que nous sommes ou voudrions être ?

Quel intérêt y a-t-il à se « regarder le nombril », demanderont certains ?

Peut-être seulement de savoir quoi penser pour sélectionner les informations exprimées par d'autres qui semblent, eux, bien savoir quoi penser.

La connaissance nous préserve de certaines influences néfastes. Socrate soutenait à son disciple Xénophon que les hommes sont heureux lorsqu'ils se connaissent, malheureux quand le jugement qu'ils portent sur eux-mêmes est erroné.

Se connaître, ce serait connaître quoi ?

Peut-être...

- nos envies ;
- nos idées ;
- nos capacités ;
- nos « talents » ;
- nos espoirs ;
- nos contrariétés ;
- nos lignes directrices de conduite...
- savoir ce que l'on apprécie en soi, ce que l'on aimerait modifier et dans quel but ;
- savoir si ce portrait s'accorde à nos actions, à nos entreprises ;
- et se faire alors, selon la proposition de Descartes, son propre médecin !

Le but est de se défaire des étiquettes avec quoi nous ne cessons de nous déguiser.

Vaste entreprise !

© Eyrolles

Il ne serait certainement pas très utile de dresser de soi-même un portrait constitué d'adjectifs en général tous plus flous les uns que les autres : dire de soi que l'on est gai, intelligent, impatient et caractériel n'a pas plus de sens que de se comparer à un animal que personne n'aurait jamais vu !

Il vaut mieux retenir une image de soi en mouvement, tournée vers l'avenir, qu'un dessin figé. Préférer, en somme, le film à la photographie. Le regard que l'on porte sur soi gagne à être critique et constructif. Critique, c'est-à-dire sans complaisance ni raideur inutiles. Constructif pour soi, c'est-à-dire attaché à la perspective de changer, pour sortir des plaintes stériles sur l'impossibilité d'être parfait !

Penser : « Je suis bête » n'est pas très intéressant. Se dire « Je voudrais être plus intelligent, cultivé, dans tel ou tel domaine » l'est déjà plus.

C'est en tout cas le sens que je donne à constructif.

Mais comment se connaître puisque nous sommes différents d'un contexte à l'autre ?

« L'homme est naturellement crédule, incrédule, timide, téméraire » nous dit Pascal[1].

D'une pièce à l'autre, nous ne sommes pas les mêmes acteurs.

Virginie s'étonne : « Je suis perçue comme sociable, ouverte, rieuse au sein d'un petit groupe de personnes que je connais mais fermée, peu avenante dans un certain nombre d'autres situations. »

Jean-Philippe pointe un paradoxe : « Je me trouve dynamique lorsque je travaille sur des projets nouveaux où il s'agit de mettre en place, d'innover mais

---

1. *Les Pensées*, 157.

beaucoup moins moteur et énergique s'il y a à travailler en profondeur sur le long terme. »

Entreprendre de se connaître de manière nuancée pourrait consister à contextualiser les caractéristiques que nous nous reconnaissons, les exprimer en termes de potentialités, pas de réalités tangibles ni permanentes, c'est-à-dire employer des verbes et bannir les adjectifs employés avec le verbe être.

Mort des étiquettes et fin des adjectifs

Alfred Korzybsky nous exhorte à une extrême prudence lorsqu'il s'agit de dire ce qui est. Il s'insurgeait par exemple contre un propos aussi apparemment anodin que : « Cette rose est rouge ! » En effet, pour certaines personnes, cette rose n'est pas rouge.[1]

Les adjectifs qualificatifs, surtout quand ils sont employés avec le verbe être, font confondre perception et réalité.

Il s'agirait alors de remplacer : « Je suis velléitaire » par « J'ai du mal à terminer un travail dans telle ou telle situation ; par exemple s'il risque de ne pas être reconnu ou si je crains de ne pas réussir ou si je l'ai commencé sous la contrainte » ; « Je suis susceptible » par « Je me replie sur moi-même lorsque je me sens attaqué(e) sur tel ou tel point ».

---

1. La couleur rouge ne constitue pas une réalité ; elle est la désignation d'une qualité de lumière réfléchie sur notre rétine. Le signal électrique traité par notre cerveau provoque une sensation que nous avons appris à nommer « rouge ».

En accordant une plus grande attention aux mots proférés pour nous qualifier et qualifier les autres, nous nous plaçons dans une position de vigilance propice à la lutte contre les idées toutes faites, les évidences.

Nous nous installons dans une plus fine observation puisque aucun « diagnostic » n'est posé d'emblée.

Cela nous conduit enfin à considérer notre personnalité comme un vivier de réponses possibles en fonction des situations.

Pour une « curiosité de soi »

Voici deux exercices pour aiguiser la « curiosité de soi ».

1/ Dressez une liste de cinq adjectifs qui vous caractérisent et notez pour chacun d'eux la situation dans laquelle ils se sont exprimés récemment.

Puis prenez l'inverse de ces adjectifs et notez pour chacun d'eux la situation dans laquelle ils se sont exprimés récemment ou voilà longtemps voire la situation dans laquelle ils pourraient s'exprimer si l'occasion s'y prêtait.

En général, cet exercice souligne le manque de portée des adjectifs et met en évidence notre aptitude à changer au gré des circonstances.

2/ Durant une semaine, notez ce qui vous a plu et / ou déplu dans vos conduites (en excluant tout adjectif de votre « portrait en action »).

Et enfin, vous pouvez, car cela est souvent très instructif, confronter vos remarques, vos conclusions, avec celles d'interlocuteurs choisis.

Traiter ses défauts en mode « binaire » !

> « À toute idée pénible, prends l'habitude de dire aussitôt : "tu n'es qu'image et tu ne représentes pas du tout la réalité". Après quoi examine-la, soumets-la aux règles que tu possèdes, surtout à la première : se rapporte-t-elle aux choses qui dépendent de nous ou aux choses qui ne dépendent pas de nous ? Si elle se rapporte aux choses qui ne dépendent pas de nous, la réponse est toute prête : "cela ne me concerne pas". »
>
> Epictète, *Manuel.*

Tout cela est bien beau mais que faire de cette pléthore d'adjectifs qui qualifient tous ces défauts dont on voudrait se débarrasser et qui, pensons-nous, sautent aux yeux de la terre entière ?

Finalement, la proposition d'Epictète peut sembler simpliste ; elle n'en demeure pas moins empreinte de bon sens.

De deux choses l'une, ou un défaut qui m'ennuie est un matériau que je peux travailler ou il est une caractéristique immuable.

Dans le premier cas, il serait trop facile de dire : « alors au boulot ! » mais arrêtons-nous quelques instants sur ce projet.

Imaginons que je me trouve trop gentil, « bonne poire », que cela me fasse souffrir et que je me vexe au plus haut point dès que l'on me renvoie cette image.

La solution qui consiste à apprendre un nouveau comportement plus adapté à mes attentes n'est pas si stupide.

Dans le deuxième cas, que faire s'il n'y a rien à changer ?

Notons tout d'abord que peu de choses sont pour nous immuables.

Nous changeons en permanence…

Des caractéristiques de notre personnalité ? Transformables…

Je peux apprendre à être plus calme, plus ouvert, plus expansif, plus instruit, plus rigoureux…

Des caractéristiques de notre vie ? Transformables…

Je peux éduquer mes enfants d'une certaine manière – même si les choses ne se déroulent pas toujours comme on l'entendrait –, choisir mes amis, changer de travail, décorer autrement mon habitation…

Il ne s'agit pas d'affirmer que c'est facile mais souligner que c'est possible.

Des caractéristiques de notre physique ? Cela dépend.

Il est vrai que la chirurgie esthétique ne cesse de prouver son habileté mais elle n'a pas les moyens de faire rétrécir un individu qui souffre de sa grande taille et elle ne peut pas tout, notamment pour ces petits riens qui gâchent l'existence de certains.

Ne reste-t-il alors qu'à pleurer, se cacher ou se vexer lorsque nos imperfections sont remarquées ?

Lorsque l'on ne peut rien changer, on peut toujours modifier le regard que l'on porte sur soi. Ou d'autres choses de soi qui viennent alimenter l'image désobligeante.

Se regarder autrement, c'est par exemple se regarder entièrement, parcelle par parcelle, pour dégager de soi une vision globale différente de celle, fragmentée, que nous entretenons habituellement.

« Écoutons » le témoignage d'Alfred, 34 ans :

« Depuis mon plus jeune âge, je suis bègue. J'ai été l'objet des pires railleries, d'imitations bouffonnes, surtout à l'école. Je ne supportais plus que l'on me parle de mon bégaiement. À l'adolescence, j'étais terrorisé devant les filles. J'ai eu ma première aventure à 28 ans.

Et je la dois à une collègue avec qui j'avais sympathisé au bureau. Un jour où je lui parlais de mon mal-être, de ma solitude, elle me fit remarquer que c'était selon elle normal. En effet me dit-elle, "tu ne fais aucun effort pour séduire : tu t'habilles mal, ta coiffure est "vieillotte", tu ne souris jamais... C'est dommage car autrement, tu serais beau garçon !"

C'était la première fois que l'on me parlait de cette manière ; j'étais à la fois très ému et très surpris. Puis j'ai beaucoup réfléchi. Qu'est-ce que je trouvais "bien" ou "virtuellement bien" en moi ? Pourquoi ne portais-je que des couleurs ternes ? À quoi pourrais-je sourire ?...

Je m'enhardis alors à acheter de nouvelles tenues – je ne portais que des pantalons en velours noir, gris ou marron –, à tenter une nouvelle coupe de cheveux et – cela m'est venu comme ça ! – à regarder les gens dans la rue, dans le métro ! Je ne dirais pas que c'était "révolutionnaire" mais je me trouvais quand même plus séduisant et je remarquais que l'on me regardait autrement. C'est ainsi que Stéphanie m'a abordé au restaurant d'entreprise – elle m'avait vu, pas entendu ! – et lorsqu'elle a perçu mon bégaiement, elle était déjà sous le charme... »

Ce récit illustre bien mon propos : une réalité perçue comme disgracieuse, pénalisante et immuable peut passer au second plan si l'on agit sur autre chose qui, finalement, nous détourne de l'attention que nous lui portons.

Mais pour cela, il convient de bien vouloir s'observer sous un jour nouveau et/ou de se laisser observer...

Qu'est-ce que l'approche « binaire » ? C'est raisonner de la façon suivante :

Qu'est-ce qui me gêne en moi ?

En quoi cela me gêne-t-il ?

Qu'est-ce que cela m'empêche d'être/de faire ?

Qu'en dit mon entourage ?

...

Est-ce modifiable ?

Oui   Non

Comment ?   Qu'est-ce que je veux ?

Que puis-je changer ?   Pour obtenir ce que je veux, qu'est-ce que je
                                              fais habituellement ?

                                              Que signifierait « faire autrement » ?

On adoucit la susceptibilité si l'on se sent moins prisonnier de ses « défauts ».

Entre désirs et réalités

Je suis souvent étonnée de constater à quel point nombre de personnes sont si peu satisfaites d'elles-mêmes !

Ce n'est peut-être pas votre impression.

129

On croit souvent que chaque être humain se trouve au-dessus du lot et qu'il déploie une incroyable énergie pour le signifier à ses « dissemblables ».

J'ai vraiment le sentiment qu'au contraire, nous sommes plutôt conscients de nos failles mais qu'elles nous attristent trop pour que nous les acceptions… Comme si nous voulions soumettre la réalité à nos désirs. Inlassables Pygmalion, nous attendons d'autrui qu'il exhausse nos vœux.

L'ennuyeux, c'est de croire que l'inaccessible est désirable… quand bien même cette attitude empire la situation ! Ce faisant, nous créons nous-mêmes nos souffrances. Nous sommes nos propres bourreaux.

« L'imagination dispose de tout. Elle fait la beauté, la justice et le bonheur qui est le tout du monde. »[1]

Pierre se décrit comme orgueilleux et susceptible.

Alors que je lui demandai un exemple de remarque qui l'avait vexé, il m'expliqua qu'un ami l'avait traité de « rigide ».

— À quel propos vous disait-il cela ?

— Je ne sais pas… Je ne lui ai pas posé la question car j'étais en colère.

— Mais selon vous, qu'est-ce qui lui fait penser cela ?

— Peut-être parce qu'il essayait de me convaincre d'une idée et que je n'allais pas dans son sens.

— Avec un peu de recul, pensez-vous qu'il avait alors une "bonne raison" de vous trouver rigide ?

— Disons que je ne l'écoutais pas beaucoup car je trouvais qu'il avait tort…

— Et comme vous trouviez qu'il avait tort, vous ne l'écoutiez pas ?

© Eyrolles

1. Pascal, *Pensées*.

— Non, effectivement !

— Qu'était-il alors en droit de se dire ?

— Que je ne voulais pas changer d'avis ! » (rires)

Ou encore Nathalie qui me raconte que l'on s'est moqué d'elle. Je lui demande alors de me décrire ce qui s'est passé.

— Je participai hier à une réunion dans mon service ; chacun devait apporter ses idées sur un nouveau projet. J'ai proposé une idée et tout le monde s'est mis à rire en échangeant des regards entendus !

— Et qu'as-tu dit ou fait ?

— J'ai rougi et me suis tue jusqu'à la fin de la réunion. Si l'on se moque de mon avis, à quoi bon ?

— Pourquoi ton idée les a-t-elle fait rire ?

— Je ne sais pas...

— Était-ce, pour toi, une bonne idée ?

— Maintenant que j'y réfléchis, non... Mais ce n'était pas une raison pour se moquer de moi !

— Certes, la moquerie n'est jamais une façon habile de faire passer un message mais elle est aussi un défouloir ! Pour revenir à ton idée, puisqu'elle n'était pas si pertinente que ça, qu'aurais-tu pu faire lorsqu'ils ont ri ?

Rire avec eux... Mais sur le coup, c'était impossible ! »

Qu'est-ce que ces deux exemples nous enseignent ?

Que l'on peut travailler, avec du recul, sur sa susceptibilité, en développant son sens du discernement.

Cet examen des situations vexatoires consiste en effet à s'interroger sur ce que l'on pense, soi, de la faille mise en évidence par les autres. Cette critique est-elle juste sous un certain angle ? Sous lequel ? Si elle est juste, pourquoi ne pas le reconnaître ? Cela n'empêchera pas de dire à notre interlocuteur ce que l'on pense de sa manière de faire !

Ceci fait, s'interroger à la manière d'Epictète : « Est-il de mon ressort de changer ou non ? »

Le cas échéant, en ai-je envie ?

Bref, s'extraire de la confusion, sortir sa « longue vue » pour ne pas « plier » en fixant le bout de ses chaussures.

> « C'est seulement si tu es en position droite que la force que tu as à l'intérieur peut grandir sans encombre, sans devoir faire des courbes et perdre du temps. »
>
> Alessandro Baricco,
> *Châteaux de la colère.*

2

S'exposer
aux « foudres » d'autrui

Attendre du regard de l'autre qu'il ratifie celui ou celle que l'on voudrait être, voilà une dimension du problème. Et comme on veut se montrer sous son meilleur jour, on est très souvent sur le qui-vive.

S'exposer, ce n'est pas se mettre volontairement en situation de provoquer des critiques mais se dresser en observateur de celles qui se présentent.

Et donc, dans un premier temps, les accepter…

Rompre le cercle vicieux : « Plus je refuse les critiques, plus on m'en fait ! »

Première étape de « l'exposition de soi » : accueillir les critiques comme un invité inattendu mais qui serait finalement le bienvenu après nous avoir « dérangé » !

Une femme reproche à son mari : « Je ne comprends pas, tu sais que je suis susceptible et tu continues de chercher à me vexer ! »

Que se passerait-il si elle cessait de manifester sa susceptibilité ou si elle la manifestait autrement ?

Imaginons…

Si la prochaine fois que son mari lui dit, en parlant des enfants : «Tu leur cèdes tout, tu ne sais pas te faire respecter ! », elle répond : « Tu me dis souvent cela et je n'ai jamais pris le temps de comprendre ce que tu veux vraiment dire. J'aimerais en discuter tranquillement avec toi. »

Est-ce l'échange habituel qui se déroulera ?

Cela est peu probable puisque cette femme aura accepté la remarque et engagé un dialogue. Elle se sera exposée au lieu de se défendre.

Si elle ne se défend plus, son mari sera bien obligé de réagir différemment.

Si l'un cesse de tirer sur la corde tendue, l'autre est déstabilisé et ne peut plus continuer de tirer dans son sens.

Pour autant, accepter ne signifie pas être d'accord.

Mais se donner le temps de recueillir des éléments avant de savoir si l'on est d'accord ou non.

Faire parler les autres : susciter les remarques positives et négatives

Deuxième étape : cultiver les vertus de la conversation

« Que penses-tu de moi ? » Entreprendre bille en tête quelqu'un avec cette question a toutes les chances de le déstabiliser.

Mais de nombreuses occasions peuvent nous permettre de solliciter les autres pour se représenter l'image qu'ils se font de nous.

Lorsqu'ils ne sont pas d'accord avec nous et semblent étonnés par un comportement que l'on adopte, des propos que l'on tient, on peut leur répliquer : « Mon attitude te surprend ? Pourquoi ? Qu'attendais-tu de moi ? »

S'enquérir de l'avis d'autrui en dehors de toute tension présente de nombreux avantages :

- on est en général dans un état émotionnel propice à l'échange, on n'est pas sur la brèche ;

- notre interlocuteur également ; il n'est pas en phase de reproche ni d'attaque et pourra ainsi faire preuve d'une plus grande objectivité ;

- si l'on ne se trouve pas en situation d'urgence, on peut prendre le temps de discuter, de questionner et de bien comprendre ce qui nous est dit.

Valérie se rappelle : « J'ai ainsi appris un jour, en questionnant une amie sur ce qui la gênait parfois chez moi – notons bien le « parfois » qui indique qu'il ne s'agit pas de dresser une liste exhaustive ! –, que je n'étais pas rassurante car je n'en faisais qu'à ma tête, sans tenir compte de son opinion.

Presque vexée sur le coup tant cette image m'était pénible, moi qui mets un point d'honneur à donner la parole à l'autre, à être quelqu'un sur qui l'on peut

135

compter, et, avouons-le, à maîtriser mon impatience et mon côté autoritaire, je me suis heureusement souvenue qu'elle ne faisait que répondre à ma question.

Par ailleurs, il était clair qu'elle ne cherchait pas à me mettre en défaut mais à dialoguer avec moi sur un point qui l'ennuyait.

J'ai ainsi pu pénétrer sa propre vision des choses, comprendre – car, bien entendu, ses remarques étaient justes – et modifier certains de mes comportements. »

Cette démarche – faire parler notre entourage – se pratique de plus en plus dans les entreprises.

Le « 360 degrés feed-back » donne aux managers une photographie de l'image qu'ils renvoient à leur hiérarchie, leurs pairs et leurs collaborateurs (d'où le nom, qui signifie que l'on fait un tour complet de l'entourage professionnel du manager).

L'objectif, lorsque l'opération est rigoureusement conduite[1], est de les aider à prendre du recul vis-à-vis de leur pratique du management, à identifier les points forts qui leur sont reconnus et à progresser sur d'autres.

Ce que mon expérience du 360° montre d'intéressant, ce sont les réactions des personnes qui se soumettent à « l'évaluation » lorsque les résultats de l'enquête leur sont présentés.

Ce qui les étonne le plus, c'est que l'on pense du bien d'eux ! Ils sont souvent extrêmement émus de constater que l'on a remarqué telle ou telle qualité, et d'autant plus que cela ne leur a jamais été exprimé.

---

1. Cette opération n'est pas sans danger. Des dérapages peuvent la transformer en outil de sanction, de « réglement de comptes », de vexation. Une extrême vigilance quant au cadre dans lequel elle est menée est fondamentale.

Mathieu explique qu'après avoir suivi un 360°, il prend les remarques de ses collaborateurs tout à fait différemment. Désormais, il sait qu'il est reconnu en tant que professionnel et – ce qui l'a le plus touché – comme loyal et droit.

Savoir le bien que les autres pensent de nous aide à relativiser les déceptions. On peut se répéter ce qui nous a fait plaisir lorsque notre ego se trouve bousculé.

Ainsi Carine s'est-elle prescrit son propre remède anti-susceptibilité avec son chef : « Lorsqu'il me fait des réflexions désagréables ou me met la pression en sous-entendant que je ne travaille pas assez vite, je repense à ce compliment qu'il m'a offert un jour et que je n'oublierai pas "je sais que vous avez un très fort potentiel". »

Vous pouvez ainsi vous lancer un certain nombre de défis :

• sonder une personne par semaine pour savoir comment elle vous perçoit ;

• noter chaque jour les mots utilisés par vos proches pour vous parler de vous…

Bien entendu, profiter de ces remarques suppose d'être disponible, ouvert à tout propos.

Que signifie « être ouvert » ?

« Disposé de manière à permettre la communication entre l'intérieur de quelque chose et l'espace extérieur » : être ouvert, c'est être prêt à recevoir l'information quelle qu'elle soit.

Et c'est aussi, voire surtout, adopter le postulat suivant : les critiques sont presque toutes bonnes à prendre. Le débat visant à déterminer si la critique est fondée ou pas n'est pas si intéressant que cela ; peut-être même est-il assez stérile.

Pourquoi ?

Parce que la plupart du temps, nous manquons complètement d'objectivité pour analyser le bien fondé d'une remarque, pris que nous sommes par son rejet. Nous la trouvons toujours injuste, ou presque. Elle serait le fruit d'un esprit limité.

Pourtant, je crois que la critique ou la moquerie, franche ou implicite, traduisent une vision que l'autre a de nous et qu'elle peut nous enseigner quelque chose ou nous faire évoluer. Dans un monde idéal, il s'agirait de ne rejeter qu'après analyse. Celle-ci ne portant pas sur le bien-fondé de la remarque mais sur ce que l'on peut en tirer.

Une jeune femme, Marie, relate un douloureux souvenir.

« Alors que nous faisions un jour les boutiques avec ma sœur, je m'apprêtai à acheter un chemisier qui me plaisait bien. Ma sœur me dit, sur un ton tout à fait chaleureux, pas du tout agressif, "C'est vrai que tu t'habilles comme si tu avais 60 ans !" J'étais verte de rage ; elle ne m'avait jamais dit qu'elle me trouvait mal habillée... Mais quelques jours plus tard, je commençai à réfléchir et à me demander si elle n'avait pas un peu raison ! »

Même s'ils s'y prennent mal, nos proches n'auraient-ils pas des choses à nous apprendre sur notre identité ? N'ont-ils pas parfois un regard plus neuf et « décapant » que le nôtre ? Des remarques déstabilisantes peuvent déclencher des remises en question ou nous donner un surcroît d'énergie pour réussir.

Philippe raconte comment il a décroché un job pour lequel personne ne lui donnait de chances.

« J'étais vexé que ma famille, mes amis, me renvoient en permanence à mon faible niveau d'études, à mon manque d'expérience pour postuler au sein d'un grand groupe réputé pour son exigence que j'avais très envie de rejoindre.

J'ai mené des recherches approfondies sur cette société, ses besoins, ai suivi deux courtes formations montrant mon intérêt pour leur activité, pris des contacts par téléphone avant d'envoyer mon CV... et ai été recruté, cinq mois plus tard.

Sans la farouche volonté de démontrer à mon entourage qu'il s'était trompé en dépréciant ma valeur, je ne sais pas si mon projet aurait abouti. »

Sylvie relate comment la remarque, *a priori* anodine, d'une amie quant à sa « timidité » l'a incitée à sortir de sa coquille.

Le « Avec ta mine coincée et ton air de toujours t'ennuyer, tu ne risques pas de te faire des amis ! » a été pour elle un coup de tonnerre qui l'a réveillée même si, dans l'instant, elle en a fortement voulu à son amie.

Hervé explique qu'il ne supportait aucune allusion à la manière, réputée laxiste, dont il élevait son fils.

Mais un jour, sa réflexion s'attarda quelques instants sur le commentaire d'un de ses frères soulignant qu'il cédait trop facilement aux injonctions de son fils.

Ce commentaire fit son chemin et vint imposer une douceur plus rigoureuse dans la relation père-fils.

Il y a un autre avantage à s'ouvrir au discours d'autrui : en l'entendant même lorsqu'il n'est que murmuré, on lui évite de nous être resservi avec un porte-voix !

Donner l'exemple **3**

Un peu moins de sévérité !

La plupart des personnes se considérant comme susceptibles avouent se montrer elles-mêmes très critiques voire moqueuses, dures, cassantes à l'égard des autres.

Elles tiennent souvent à expliquer cette attitude et ce, sous différents angles :

- la tactique guerrière : « J'attaque pour prendre une longueur d'avance, être le premier à frapper » ;

- la revanche : « Faire subir aux autres ce qu'ils me font subir : il n'y a pas de raisons que je les ménage ! » ;

• l'habitude : « Communiquer, c'est se battre. »

Et l'on observe effectivement une certaine sévérité du jugement.

Sévérité qui se traduit parfois par une relative rigidité[1] dans l'analyse des situations.

En effet, susceptibilité et souplesse d'esprit peinent souvent à s'associer puisqu'*une* vision des choses évince les visions concurrentes.

Pour certains sujets dits susceptibles, les choses sont ou doivent être d'une certaine manière, blanches ou noires, comme s'ils toléraient difficilement les nuances, les demi-teintes. Comme s'ils barraient la route à la diversité des significations, des hypothèses et donc à l'heureuse surprise. On les entend souvent s'indigner : « Ce n'est vraiment pas normal ! » ; « C'est inadmissible ! » ; « Moi, à sa place… »

Certes, ils ne sont pas les seuls à s'indigner mais cette révolte s'accompagne chez eux d'une plus grande véhémence.

Les personnes dites susceptibles se trouvent trop sévères, strictes, intolérantes à l'égard des autres. Comme s'il y avait, dans la susceptibilité, une sorte «d'anxiété du jugement » et une appétence pour les certitudes qui poussent à rechercher ce qui est stable et irréfutable. Porter un regard exigeant ou péremptoire sur l'extérieur permettrait d'échanger les rôles. Tout cela est de bonne guerre !

Mais le problème, c'est que plus l'individu juge sévèrement son environnement, plus il s'expose à être à son tour sévèrement jugé. Plus il doit alors œuvrer pour son irréprochabilité. Plus il aiguise sa sensibilité et sa réactivité lorsque celle-ci est remise en question.

C'est pourquoi, quelle que soit la nature de nos motivations, notre intérêt à miner le terrain de la communication paraît bien mince.

---

1. À entendre comme « état de ce qui est ferme, résiste à la pression, à la déformation ».

Un cercle vertueux ?

Il me semble que l'on gagnerait à montrer l'exemple d'une communication « constructive », c'est-à-dire à donner à notre interlocuteur un mode d'emploi de la manière dont la relation peut s'établir avec nous.

En se comportant d'une certaine manière, on invite la plupart de nos interlocuteurs à s'y conformer.

Observez ce qui se passe lorsque l'on vous tient la porte pour entrer dans un magasin… Il y a de fortes chances que vous la teniez à votre tour à la personne qui vous suit.

On pourrait appeler cela le principe de « la réciprocité malgré nous », principe selon lequel l'écoute appelle l'écoute, le calme appelle le calme et la courtoisie appelle la courtoisie, etc.

Bien entendu, cela ne marche pas à tous les coups et encore moins du premier. Il arrive que l'on se montre très attentif au discours d'une personne et que celle-ci ne nous prête aucune considération particulière.

Néanmoins, examinons ce qui se produit lorsque nous accueillons sans jugement, accusation ou culpabilisation les propos d'un proche, d'un collègue de travail, que nous le questionnons dans le seul but de comprendre comment il voit les choses et que nous respectons sa vision de la situation…

Adopte-t-il à son tour à notre égard une attitude plutôt ouverte et conciliante ou fermée et autoritaire ?

Cette posture n'a cependant pas pour vocation de nous rendre muets, soumis ni de nous faire accepter n'importe quoi de n'importe qui.

Elle vise à établir, à chaque fois que cela est possible, une communication fluide et efficace avec les autres, pour assurer de solides fondations à nos relations et à affirmer notre point de vue avec une douce détermination, dans l'optique d'être entendu. Plus les relations de fond sont de qualité, plus la communication en situation délicate l'est également.

Pour que l'on ménage votre susceptibilité, ménagez celle de votre entourage !

Mais ménager la susceptibilité de notre entourage n'est pas si facile…

Puisqu'il s'agit notamment de formuler des remarques constructives plutôt que des reproches !

Objectif « zéro reproche »

> *« En revanche, quand je voulais plaisanter, j'assenais aux autres, sans l'avoir voulu, des coups qu'ils ne pardonnaient pas. J'allais droit au ridicule, à l'infirmité qu'il aurait fallu taire. »*
> François Mauriac, *Le nœud de vipères.*

Selon le principe de « la réciprocité malgré nous », l'agressivité attire l'agressivité et la qualité de notre communication appelle celle de nos interlocuteurs à notre égard.

Mais la vie n'est pas qu'un échange de gentillesses et de paroles altruistes, nous avons tous parfois des messages désagréables à faire passer.

Apporter un plus grand soin à la formulation de notre critique ne peut pas nous faire de mal !

Objectif « zéro reproche » !

Tout d'abord, qu'est-ce qu'un reproche et en quoi est-il si pernicieux ?

Il est un propos ou une attitude par lesquels on signifie à quelqu'un notre désapprobation ou notre mécontentement à l'égard de ce qu'il a fait ou dit, pire, de ce qu'il *est*.

Plus précisément, le reproche se présente sous la forme suivante :

- Il emploie le verbe être qui stigmatise l'individu en touchant le cœur de sa personnalité : « Tu es vraiment égoïste ! »

- Il fait bien entendu référence au passé : «... Car tu as une fois de plus oublié de faire les courses ! »

- Il est souvent accompagné d'une accusation ou d'une culpabilisation : « ... Alors que tu sais très bien que j'ai beaucoup de travail en ce moment et que je suis fatiguée. »

- Il est pernicieux car rarement acceptable.

Qui peut se permettre de me dire si ce que je suis ou ce que j'ai été est bien ou mal ? Il est aussi souvent un procès d'intention : on nous dit pourquoi l'on est comme ci ou comme ça.

Ainsi un enfant qui rechigne à faire ses devoirs peut s'entendre dire : « Tu es vraiment paresseux ; tu ne penses qu'à jouer ! »

Un collaborateur qui a commis des erreurs dans un document : « Tu ne fais pas attention ; tu es de moins en moins impliqué dans ton travail. »

Dans le reproche, on a souvent l'impression que l'autre se défoule plus qu'il ne nous parle.

Idéalement, il s'agirait de comprendre et/ou d'obtenir un changement salutaire pour les deux parties.

Au moins trois manières de l'amener :

Imaginons que Lucie soit malheureuse parce que Frédéric rentre tard le soir.

Plusieurs scénarios sont envisageables.

© Eyrolles

- le scénario « violence conjugale » : « Décidément, tu n'es qu'un égoïste, tu ne penses qu'à toi ! » Frédéric n'a d'autres choix – à moins
  d'avoir vraiment l'échine très souple ! – que de se fermer ou de contre-
  attaquer ;

- le scénario « reproche-accusation-culpabilisation » : « J'en ai assez
  que tu rentres si tard ! Tu n'as aucune considération pour moi ; tu te
  moques de ce que je ressens. Je te prépare de bons petits plats et ils
  finissent par sécher dans le four ! » Frédéric est obligé de se justifier
  (« Oui mais je n'y peux rien, j'ai tellement de travail ! »), ou de la consoler (« Mais non ! Je ne me moque pas de ce que tu ressens mais je ne
  peux pas faire autrement »), ou de s'énerver (« Tu n'as qu'à pas
  m'attendre ; ce n'est pas moi qui te demande de faire la cuisine ! ») ;

- le scénario « tentative d'échange constructif » : « Je vis mal que tu
  rentres au delà de 20 h chaque soir car j'aimerais passer de plus longues soirées avec toi... Comment, toi, le vis-tu ? » Frédéric peut alors
  répondre puisque, contrairement deux premiers scénarios, une question ouverte lui est posée sans animosité : « Moi aussi ça m'embête,
  mais je ne vois pas comment faire autrement... » ou bien « Je ne sais
  pas, mais j'ai une telle charge de travail que je ne vois pas comment
  faire autrement » ou alors « C'est vrai que je suis de moins en moins
  pressé de rentrer »...Un dialogue peut alors s'engager, le but étant de
  trouver une solution satisfaisante pour les deux individus et pour la
  relation.

Afin de parvenir à une solution commune, le dialogue paraît incontour-
nable. Et l'on a rarement vu de dialogue commençant par une déclara-
tion de guerre !

© Eyrolles

Les avantages d'une communication non violente[1] ne sont plus à démontrer ! Elle permet de n'être ni un hérisson ni un paillasson[2]. Ni hérisson car le but n'est pas de « piquer » l'autre ; ni paillasson car le but n'est pas non plus de se laisser marcher dessus.

Alors quelle est la perspective dans tout cela ?

D'installer ou de préserver une relation de qualité grâce aux conduites suivantes :

• partir de ce que l'on observe – et donc se contraindre à différencier la situation de notre évaluation de la situation ;

• se centrer sur ce que l'on ressent, pas sur ce que l'on interprète ;

• s'attacher à ce que l'on voudrait, pas à ce que l'on regrette ;

• demander des choses concrètes, réalisables, plutôt que de reprocher – ce qui invite tout le monde à ressasser !

Dans *Guérir*, Servan-Schriber relate une anecdote mettant en scène son ami Georges et sa tante Esther, « véritable terreur » faisant marcher une bonne partie de la famille « à la baguette ». Alors que Georges dîne avec son ami, elle l'appelle pour la troisième fois de la soirée. Elle le sollicite sur un sujet déjà « bouclé » selon lui – un voyage qu'ils vont entreprendre ensemble.

Il parvient à lui répondre doucement mais fermement : « Esther, vous savez combien je tiens à ce voyage que nous allons faire ensemble et combien je vous suis reconnaissant de tout ce que vous avez fait pour moi. Mais quand vous m'appelez trois fois de suite pour me dire la même chose, alors que nous en avons déjà parlé pendant une heure et

---

1. L'expression « communication non violente » se réfère ici à un processus mis au point par M. Rosenberg dans les années 60.
2. Selon la formule d'Eric Schuler, auteur de « L'assertivité au quotidien ».

© Eyrolles

que nous nous sommes mis d'accord, je me sens frustré. J'ai besoin de sentir que nous faisons équipe et que vous respectez mes besoins comme je respecte les vôtres. Pouvons-nous nous mettre d'accord sur le fait que nous ne reviendrons pas sur ces décisions déjà prises ? »

Dans la communication non-violente, on cherche à se « relier », relier nos contraintes, nos attentes, nos motivations, plutôt qu'à se heurter.

Amusons-nous à échanger ces formules cassantes par des propositions acceptables :

Une mère à son fils :

« Prête ce jouet à ta sœur. Tu es méchant et si tu continues, plus personne ne voudra jouer avec toi. »

Un mari à sa femme :

« Tu ne t'intéresses pas à ce que je fais... Tu ne penses qu'à toi ! »

Une amie à son amie :

« Je ne vois vraiment pas ce que tu lui trouves ; il ne te correspond pas... À croire que tu cherches systématiquement les "ratés" ! »

Un manager à son collaborateur :

« Tout le monde se plaint de ton manque de réactivité. »

Croire que c'est possible

Alors que j'exposai ce qui précède à Aurélie, qui se plaignait de sa susceptibilité tout en déclarant manifester elle-même une glaciale rudesse à l'égard de son entourage, elle m'interrompit :

« Oui, mais si je suis la seule à faire tous ces efforts pour communiquer, à quoi bon ? »

C'est peut-être ce que vous êtes en train de penser...

Alors, à quoi bon ?

Eh bien effectivement, fournir ces efforts ou plutôt tenter quelques pas vers une communication plus pacifique ne présente un intérêt que si l'on change notre comportement, ce qui transforme la relation et donc une facette de la conduite de l'autre dans cette relation.

En travaillant sur notre manière d'être avec les autres, d'interagir, on modifie notre manière de sentir et de penser.

Si l'on va mieux avec les autres, peut-être ira-t-on mieux avec soi-même.

En adoptant les principes vus plus haut, on mise sur l'effet papillon décrit par le météorologue Edward Lorenz : un battement d'aile de papillon au Brésil peut déclencher une tornade au Texas. Un infime changement dans notre comportement peut s'amplifier progressivement et provoquer des changements plus importants.

Benjamin Franklin
« À cause du clou, le fer fut perdu.
À cause du fer, le cheval fut perdu.
À cause du cheval, le cavalier fut perdu.
À cause du cavalier, la bataille fut perdue.
À cause de la bataille, la guerre fut perdue.

À cause de la guerre, la liberté fut perdue.
Tout cela pour un simple clou. »

L'idée est donc ici de susciter ces quelques battements d'ailes pour commencer.

Par ailleurs, quel est le risque ?

Que les effets escomptés tardent à se montrer ?

Que nos interlocuteurs ne comprennent pas ce qui nous arrive ?

Que l'on nous trouve « faible » ?

Tout cela est possible…

À chacun d'évaluer le risque que « rien ne change » face à ces éventuels effets secondaires d'une modification de comportement. *Éduquer son entourage, c'est ici lui proposer de « bonnes pratiques » de la communication avec nous.*

Et la meilleure éducation est probablement celle qui consiste à se donner en exemple afin d'être imité… et, en attendant, de se faire plaisir.

Se changer pour changer les autres ?

4

La susceptibilité se construit…

Et comme tout ce qui est construit, elle peut être déconstruite.

L'un des mécanismes de déconstruction de cette réponse inadaptée passe donc par l'action sur la relation que nous établissons avec les autres indépendamment de toute situation critique.

Il s'agit de travailler le terrain pour le rendre plus souple et plus fertile et vaincre, le moment venu, les caprices de la nature…

Mais quand le mauvais temps survient… ?

Quand la critique, la raillerie ou la situation blessante surgit, comment troquer notre susceptibilité contre une réponse inédite et peut-être efficace ?

Absorber au lieu de refuser

Pour comprendre le propos qui va suivre, je vous propose un détour par les progrès de l'industrie automobile.

« L'habitacle de votre voiture vous protège ! Les nouveaux aciers à haute limite d'élasticité (HLE), utilisés en carrosserie, ont été conçus pour répondre à cette exigence.

Hautement déformable et beaucoup plus légère que les anciens matériaux, la tôle HLE absorbe une plus grande partie du choc pour une meilleure sécurité des passagers, tout en restant robuste au toucher. » Extrait d'un communiqué publicitaire.

Quel rapport avec la susceptibilité ?

Eh bien la susceptibilité, c'est la carrosserie indéformable dont on croit se blinder pour ne pas se laisser toucher : « plus elle est solide, plus je suis en sécurité ».

Se dégager d'une trop grande susceptibilité pourrait passer par l'adoption d'une carrosserie nouvelle génération. Sous le choc, on laisserait se déformer l'habitacle relationnel et l'on serait ainsi mieux protégé.

Se déformer, ce serait se laisser atteindre par la situation, ne surtout pas se défendre immédiatement. En effet, pour qu'une défense au quart de tour soit efficace, il faudrait qu'elle soit réellement plus qualitative que l'attaque de mon « agresseur », qu'elle le mette K.O. et qu'il admette alors qu'il n'est pas le plus fort. C'est bien ce qui se passe dans les sports de combat.

Si je suis attaquée physiquement dans la rue, je n'ai intérêt à riposter par la force que si je suis à peu près sûre de mon coup – si je perçois que j'ai la force physique et/ou psychologique nécessaire –, autrement, je ne fais que précipiter ma chute.

Il se produit la même chose dans le monde de la communication.

Alors absorber, c'est, dans un premier temps, faire sienne la remarque ou l'attitude désagréable et l'observer, la manipuler comme si on l'avait soi-même formulée. Se dire « je prends et je verrai ensuite » plutôt que « je jette et je me défends ». Pour cela, c'est notre dialogue intérieur qui est à changer afin que le dialogue avec l'extérieur puisse changer à son tour.

Changer de dialogue intérieur

> « Souviens-toi que ce n'est pas celui qui t'injurie ou te frappe qui t'outrage, mais le jugement par lequel tu t'estimes outragé. Si on te met en colère, c'est ton jugement, sache-le, qui te met en colère. Avant tout, donc, tâche de ne pas te laisser emporter par « ton idée ». Pour peu que tu gagnes du temps, la maîtrise de toi sera plus facile. »
>
> Épictète, *Manuel.*

Notre dialogue intérieur fabrique notre vexation.

Ce que je me dis au moment même où la critique s'abat sur moi siffle le départ des émotions désagréables et de la réponse qui va suivre – colère, agressivité, fuite, repli sur soi…

Alors modifier sons et images du film que l'on est en train de se projeter constitue une étape indispensable si l'on veut barrer le chemin de ces réflexes qui nous maltraitent.

Prenons un exemple :

Stéphane est convié à un dîner entre amis ; il retrouve plusieurs ex-camarades qu'il n'a pas vus depuis des mois.

L'un d'entre eux lui lance : « Alors Stéphane, toujours en vacances ou as-tu enfin remis le pied à l'étrier ? »

Stéphane se sent rougir… de colère mais aussi de honte. Il a en effet très mal vécu les 10 mois de chômage qu'il vient de traverser et supporte difficilement que l'on mette en doute l'énergie qu'il a déployée pour retravailler – puisque c'est cela qu'il perçoit dans la remarque de son camarade.

S'il met en application ce que l'on vient de voir :

- il absorbe la critique au lieu de l'évincer,

- il se dicte à lui-même de nouvelles pensées éradiquant celles qui déclenchent habituellement la « mauvaise réponse ».

Cela pourrait donner le tableau suivant :

Dialogue intérieur spontané	Dialogue intérieur modifié
« Pour qui se prend-il ? Il croit peut-être que je me suis reposé pendant 10 mois ! »	« Qu'est-ce que je ressens lorsqu'il me dit cela ? » « De la colère car il sous-entend que chômage = vacances. » ou bien « Que veut-il dire en parlant de vacances ? » ou bien « Je pourrais lui taper dessus mais cela ne supprimerait pas ma colère. »

Qu'est-ce que cela apporte de se poser ces questions ?

Un souffle, une pause avant de réagir, le temps de rassembler ses idées les plus pertinentes, mais également du temps pour laisser à l'autre – sait-on jamais ! – l'opportunité de revenir sur ses propos – ou, tout au moins, de les affiner.

Pendant ce temps où l'on ne dit rien, notre « détracteur » ne risque-t-il pas de penser que nous acquiesçons à notre faiblesse ?

Tout dépend de la réponse que ce temps de réflexion nous permet de préparer.

Marquer ce temps de dialogue avec soi-même est un pari qui suppose de croire que l'on est plus intelligent après réflexion qu'avant !

Être plus intelligent après réflexion va se traduire par une capacité à dire des choses qui vont, parce qu'elles atteindront leur cible, leur objectif, nous faire du bien.

Qu'aimerait-on entendre idéalement :

« Excuse-moi, je ne sais pas pourquoi je te dis ça, c'est vrai que tu as eu la ténacité qu'il fallait et que tu n'as pas ménagé tes efforts durant ces 10 mois. Ma remarque est idiote. »

Appelons cette réponse le « pansement magique » !

Faute de recueillir cet aveu, on aimerait au moins sentir un affaiblissement de la virulence de notre interlocuteur ; quelque chose qui signifierait « J'ai eu tort de te dire cela et je ne pense pas ce que j'ai dit. »

Une fois admis ce temps de pause pour se parler autrement et chasser la réponse spontanée, absorber la remarque ne doit pas empêcher de répondre – converser silencieusement avec soi-même a rarement résolu nos problèmes relationnels !

Reformuler ou questionner en rebondissant sur les propos de notre interlocuteur peut permettre de continuer d'absorber la remarque ou les données de la situation tout en se rendant plus présent à l'échange.

Reformuler les dits et non-dits

Reformuler les propos de notre interlocuteur revient à lui proposer une brève synthèse de ce que l'on comprend en mettant l'accent sur ce qui nous paraît être déterminant. À condition d'être bien menée, cette reformulation présente nombre de vertus :

- elle renvoie à notre interlocuteur un écho de ce qu'il vient de dire et cela peut le faire réagir ;
- elle le surprend par son calme et sa pertinence : il est en train de se forger de nous l'image de quelqu'un qui assume ce qu'il entend, n'est pas foudroyé par le propos... cela change forcément quelque chose dans la relation ;
- elle le conduit sur la voie du dialogue : puisqu'il est entendu et compris, il n'a pas besoin d'en rajouter pour faire passer son message ;
- en nous faisant verbaliser, elle apaise la tension qui était en train de monter en nous.

Dans l'exemple de Stéphane, la reformulation pourrait prendre la forme suivante :

Le fond

« Tu as donc eu l'impression que je profitais du chômage comme on profite habituellement de vacances. »

ou bien : « Tu veux dire qu'être au chômage, c'est se reposer ? »

© Eyrolles

La forme

Un ton posé, calme qui signifie que l'on cherche à bien comprendre.

Pour que la reformulation soit reçue comme une synthèse de ce qui vient d'être exprimé et non comme une contre-attaque, le langage non verbal doit être en accord avec le message. D'où la nécessité d'avoir consacré un temps à l'absorption de la remarque et au dialogue intérieur.

Ce qui n'est pas clairement énoncé gagne parfois à être formulé, même si cela va au-delà du propos émis.

Ainsi de Daniel, qui reproche à Amélie : « Une fois de plus, tu n'as rien compris à cette discussion, tu ferais mieux de te taire quand tu ne connais pas le sujet ! »

« Es-tu en train de me dire que je ne suis pas, selon toi, suffisamment intelligente pour participer aux conversations avec nos amis ? »

À Nadia qui admoneste Sébastien : « Tu gères ta vie n'importe comment et après tu viens te plaindre parce que tu es malheureuse ! Reprends-toi ! »

« Lorsque je te fais part de mes problèmes, tu as l'impression que je me plains pour rien parce que je les ai cherchés et c'est cela qui t'agace... »

À Mathieu qui s'énerve auprès de son collaborateur : « Tu manques décidément de réactivité et de rigueur. Une fois de plus, tu t'y prends à la dernière minute et du coup, tu bâcles le travail. »

« Ton "une fois de plus" me fait réagir car j'entends alors que je suis finalement un collaborateur inefficace... »

Lorsque la critique est insidieuse, qu'elle relève plus de la raillerie :

Anne expose un problème lors d'une réunion. Personne ne lui répond mais des sourires en coin s'affichent sur les lèvres de ses collègues.

« Je vois bien que mon problème vous fait sourire. Vous paraît-il ridicule ? »

Il s'agit d'amener notre (nos) interlocuteur(s) à se « mouiller », à s'engager dans ce qu'ils viennent d'exprimer et d'accepter, au moins dans un premier temps, qu'ils aillent au bout de leur logique.

Exprimer ses émotions

C'est parce qu'on le contraint à ne pas s'exprimer que notre ressenti prend d'autres chemins pour se manifester – rougeurs, palpitations, pleurs, agressivité…

Lorsqu'on se sent ébranlé, on n'apprécie guère de faire part de ses émotions… Ce serait, dans notre esprit, un aveu de faiblesse. Et s'il ravissait notre interlocuteur ? Et les personnes dites susceptibles de conclure souvent par un « c'est peut-être de l'orgueil mal placé ! »

Mais cela est un peu plus compliqué.

De l'orgueil ? Probablement, mais plus que « mal placé » – d'ailleurs, que serait un orgueil bien placé ? –, il s'agit d'un orgueil impuissant à sauvegarder le sentiment de sa propre valeur.

Or, quelle image véhicule-t-on lorsque l'on prend mal une critique et que l'on ne veut pas le montrer ? Eh bien l'image d'une personne susceptible !

Exprimer son ressenti permet au contraire de prendre du recul par rapport à lui, de sortir de la confusion car parler nous aide à savoir ce que l'on pense, ne pas laisser notre interlocuteur interpréter à sa guise, le faire réagir et réajuster éventuellement ses propos et engager un dialogue sur le sujet qui fâche.

Mais il y a à cela certaines conditions :

• L'expression du ressenti ne constitue pas un chantage

« Je suis triste parce que je me plie en quatre pour te faire plaisir et tu me maltraites. »

• Elle n'accuse pas l'autre, ni dans les faits, ni dans les intentions prêtées

« Ta remarque me peine car tu cherches à me faire du mal. »

Pour peu que l'on ne cherche pas à manipuler, exprimer ses émotions permet d'amorcer un échange sur les effets de la remarque.

> Stéphane, bousculé par son camarade, aurait pu lui spécifier : « Je suis vexé par ta remarque car je la prends comme une accusation de passivité voire de paresse » ; ou bien « Je suis surpris que tu penses que je me suis reposé pendant 10 mois... » ; ou encore « Ta remarque me met en colère car elle sous-entend que je me suis tourné les pouces durant 10 mois. »

Pour que l'expression du ressenti atteigne son but, il faut donc qu'elle bannisse le « tu » ou « vous » pour se concentrer sur le « je » : « je suis vexé » plutôt que « tu me vexes ». Il vaudrait mieux également éviter les longues justifications qui donneraient du grain à moudre à notre « détracteur ».

Elle est un constat presque neutre, objectif qui vise à dire : « C'est bon, je suis touché, était-ce bien ce que tu souhaitais ? »

© Eyrolles

Sortir du procès d'intention

Une des pistes d'échange avec l'interlocuteur est celle du questionnement de son intention, de son objectif.

En effet, les personnes dites susceptibles attribuent parfois des intentions malveillantes à leur interlocuteur.

Questionner l'intention, l'objectif, c'est se donner l'opportunité d'aller au-delà du présupposé et d'en savoir plus sur les mobiles de l'autre.

Plusieurs façons de faire :

Le procès de bonne intention

Présumer chez notre interlocuteur un dessein positif, constructif :

« J'imagine que ta remarque ne vise pas à me mettre dans l'embarras… »

« Je suis certain que tu me dis cela pour être constructif, mais je ne perçois pas très bien l'objet de ta remarque… »

La question socratique (question naïve)

« Es-tu en train de te moquer de moi ? »

« Pourquoi me dis-tu cela ? »

« Ton intention est-elle de me vexer ? »

« Ta remarque me touche car… ; était-ce ce que tu voulais ? »

Plus largement, mettre les pieds dans la problématique relationnelle revient à prendre de la hauteur par rapport à la situation pour pointer ce qui est en train de s'y passer. On oublie ce qui se dit pour déplacer le débat sur ce qui se passe.

© Eyrolles

On évite tout procès d'intention implicite ou explicite.

Ces trois types de réponse ont un point commun : elles utilisent, en l'absorbant, la force de l'autre.

On ne le contre pas, on ne bride pas son expression, on ne lutte pas, on l'accompagne là où il veut nous emmener... et qu'on l'accompagne ne manquera pas de l'étonner car il s'attendait probablement à avancer seul sur un chemin semé d'obstacles.

Il s'agit là d'une forme d'aïkido.

Pratiquer l'aïkido relationnel

> « Voulez-vous qu'on croie du bien de vous ? N'en dites pas. »
> Pascal, *Pensées*.

Tout d'abord un exercice qui vous paraîtra bien éloigné de la question de la susceptibilité...

Regardez attentivement la figure qui suit.

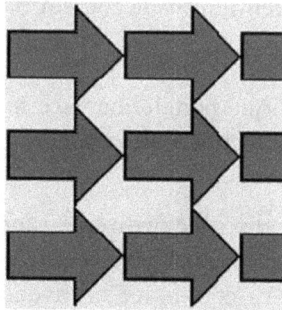

Imaginons que votre interlocuteur vous affirme que les flèches indiquent la gauche alors que pour vous, elles indiquent la droite.

Comment allez-vous vous y prendre pour le faire changer d'avis ?

Si vous lui dîtes : « Mais si, regarde, elles vont à droite… » ou bien : « Enfin, tu vois bien qu'elles vont à droite… t'es bête ou quoi ? » vous amènerez votre interlocuteur à se braquer et il y a peu de chances qu'il ait envie de regarder dans la même direction que vous !

Si vous allez d'abord sur son terrain – ce qui revient à absorber, faire sien son point de vue – :

« Qu'est-ce qui te faire dire qu'elles vont à gauche ? »

« Ben tu vois bien le sens des flèches vertes ! »

« Oui, effectivement, les flèches vertes indiquent la gauche. Je ne les avais pas vues… Cela signifie donc que l'on peut voir deux directions en fonction de la couleur des flèches. J'aimerais te montrer celles qui vont selon moi vers la droite ? »

« OK, essayons toujours… »

« Quand tu fixes ton attention sur la couleur bleue, que vois-tu ? »

« Attends… Ah oui, des flèches vers la droite ; c'est drôle ! »

Blaise Pascal nous explique parfaitement ce mécanisme par lequel on veut bien que notre interlocuteur ait raison… s'il ne nous contraint pas à dire que nous avons tort !

« Quand on veut reprendre avec utilité, et montrer à un autre qu'il se trompe, il faut observer par quel côté il envisage la chose, car elle est vraie ordinairement de ce côté-là, et lui avouer cette vérité, mais lui découvrir le côté par où elle est fausse. Il se contente de cela, car il voit qu'il ne se trompait pas, et qu'il manquait seulement à voir tous les côtés ; or on ne se fâche pas de ne pas tout voir, mais on ne veut pas [s']être trompé ; et peut-être que cela vient de ce que naturellement il ne se peut tromper dans le côté qu'il envisage ; comme les appréhensions des sens sont toujours vraies. »[1]

L'aïkido relationnel illustre cette idée.

Dans l'aïkido, on utilise la force de l'autre pour le faire vaciller... en douceur.

Si vous voulez montrer à quelqu'un qu'il se trompe à votre égard, montrez lui d'abord dans quelle mesure il pourrait avoir raison.

Ainsi, Stéphane aurait pu rétorquer à son camarade – même si, je vous l'accorde, cela n'est absolument pas naturel ! : « Ta remarque me surprend car elle signifie que j'ai selon toi profité de ma période de chômage pour me reposer... Peut-être est-ce l'image que je t'ai donnée durant ces 10 mois. En quoi as-tu trouvé que je me tournais les pouces ? »

L'objectif :

Pousser l'autre dans la voie qu'il a choisie d'emprunter pour :

• le conduire à se heurter lui-même à son propre mur s'il s'avère que son raisonnement ne tient pas la route,

• qu'il nous convainque qu'il a des raisons de penser ce qu'il pense. Nous percevrons alors son propos différemment.

---

1. Blaise Pascal, *Pensées* – Section I.

Les vertus et les limites de la paix avec l'autre

Toutes ces approches visent à engager un dialogue – même bref – là où l'on aurait spontanément envie de livrer bataille.

Il en est ainsi parce que :

- le dialogue bien conduit nous apportera une plus grande satisfaction personnelle. Quel plaisir d'entendre un détracteur nous répondre finalement : « Excuse-moi, je n'avais pas vu les choses comme ça ! »

- les autres nous regarderont alors autrement. Car ils s'y « reprendront à deux fois », dans l'avenir, pour nous dire des choses désagréables !

Néanmoins, un certain nombre de cas ne permettent pas d'exercer notre art de la communication constructive et optimiste :

- Lorsque l'intention de nuire, de faire du mal est manifeste, il peut être préférable de couper le lien. Car il ne faut pas confondre susceptibilité et défense contre la violence – dans le cas du harcèlement moral par exemple.

- Lorsque l'on n'a pas envie d'entretenir des relations de qualité avec telle ou telle personne ou tel groupe de personnes. Dans ce cas, il est préférable de renoncer à la quête d'approbation et d'estime.

- Lorsque l'on a déjà trop parlé et que seule une action aura désormais sa raison d'être, même si celle-ci vise à réinstaurer un dialogue : la rupture, l'éclat de voix…

Insistons encore une fois :

- absorber la critique,

- reformuler,

- exprimer ses émotions,

- sortir du procès d'intention,

- pratiquer l'aïkido relationnel.

Tout cela constitue des techniques de communication qui n'ont de sens que si l'on a fondamentalement le désir de sauvegarder la relation ainsi que l'image renvoyée à l'autre.

Changer le sens

5

Au-delà de ce qui est exprimé par la critique, nous souhaitons parfois que les autres nous *voient* autrement.

Non pas seulement qu'ils disent du bien de nous mais qu'ils en pensent.

Mais parfois, cette volonté est vaine et ne peut conduire qu'à la frustration, à la déception puisque nous ne contrôlons pas, heureusement, les pensées d'autrui.

Et dans ce cas, c'est notre vision que nous devons changer.

Le recadrage est notre outil le plus puissant pour voir les choses autrement.

Notre liberté passe en partie par notre capacité à agir sur notre perception.

Chausser de nouvelles lunettes

Un recadrage consiste à nous faire percevoir une chose sous un nouvel angle qui nous convient mieux.

Il y a eu recadrage lorsque nous attribuons un sens inhabituel à une situation et que nous disons – ou nous nous disons à nous-même – : « Je n'avais pas vu les choses comme ça ! »

Prenons un exemple.

Paul Watzlawick, John Weakland, Richard Fisch dans *Changements, paradoxes et psychothérapie*[1], souligne le merveilleux recadrage improvisé de Tom Sawyer.

« Samedi après-midi, tous les garçons ont congé, sauf Tom Sawyer qui est puni et doit blanchir à la chaux trente mètres d'une clôture en bois haute de trois mètres. La vie lui paraît vide et l'existence un fardeau. Ce n'est pas seulement le travail qui lui est intolérable, mais surtout la pensée que tous les autres garçons qui passeront par là se moqueront de lui parce qu'il est obligé de travailler. À cet instant sombre et désespéré, explique Mark Twain, une inspiration surgit en lui ! Rien moins qu'une grande et magnifique inspiration. Sans tarder, un garçon l'accable de sarcasmes.

— Salut vieux, on te fait travailler, hein ?

— Ah, c'est toi, Ben ! J'avais pas remarqué.

— Dis donc, moi, je vais me baigner, moi. T'aurais pas envie de venir ? Mais non, voyons, tu préfères travailler, n'est-ce pas ? Voyons, bien sûr que tu préfères !

Tom considéra le garçon un moment et déclara :

— Qu'est-ce que tu appelles travailler ?

_____

1. Éditions du Seuil, 1975.

— Quoi, ça, c'est pas travailler ?

Tom recommença à passer la chaux, et laissa tomber négligemment :

— Peut-êt', et peut-êt' pas. Tout c'que j'en dis, c'est que Tom Sawyer ne s'en plaint pas.

— Allons, allons, tu n'vas pas faire croire que tu aimes ça ?

Le pinceau ne s'arrêta pas.

— Si j'aime ça ? Et pourquoi que je l'aimerais pas ? Est-ce qu'un garçon comme nous a l'occasion de passer une clôture à la chaux tous les jours ? L'affaire parut alors sous un jour nouveau. Ben s'arrêta de mordiller sa pomme. Tom donna à son pinceau un coquet mouvement de va-et-vient, fit un pas en arrière pour voir l'effet produit, ajouta une touche à quelques endroits, critiqua à nouveau l'effet, tandis que Ben, observant chaque geste, se sentait de plus en plus intéressé, de plus en plus absorbé.

Tout d'un coup, il dit : « Eh, Tom, laisse-moi passer un peu de chaux. »

Vers la moitié de l'après-midi, la palissade a déjà trois couches de chaux et Tom a littéralement les poches pleines : les garçons, les uns après les autres, ont donné leurs trésors pour avoir le privilège de peindre une partie de la clôture. »

Dans cet exemple, Tom Sawyer réussit à transformer le sens de la réalité. De : « On va se moquer de moi car j'effectue une corvée », la réalité est devenue : « J'ai de la chance d'avoir cette tâche à accomplir ; ce n'est pas donné à tout le monde ! »

Il a pratiqué un recadrage.

Ou encore cette célèbre tirade de Cyrano de Bergerac, alors que le Vicomte de Valvert se moque de son nez « démesurément long » :

« Ah ! non ! C'est un peu court, jeune homme !

On pouvait dire... Oh ! Dieu !... bien des choses en somme... En variant le ton – par exemple, tenez :

Agressif : "Moi, monsieur, si j'avais un tel nez, il faudrait sur-le-champ que je me l'amputasse !"

Amical : "Mais il doit tremper dans votre tasse ! Pour boire, faites-vous fabriquer un hanap !"

Descriptif : "C'est un roc !... C'est un pic !... C'est un cap ! Que dis-je, c'est un cap ? C'est une péninsule !"

Curieux : "De quoi sert cette oblongue capsule ? D'écritoire, monsieur, ou de boîte à ciseaux ?"

Gracieux : "Aimez-vous à ce point les oiseaux que paternellement vous vous préoccupâtes de tendre ce perchoir à leurs petites pattes ?"

Truculent : "Ça, monsieur, lorsque vous pétunez, la vapeur du tabac vous sort-elle du nez sans qu'un voisin ne crie au feu de cheminée ?"

Prévenant : "Gardez-vous, votre tête entraînée par ce poids, de tomber en avant sur le sol !"

Tendre : "Faites-lui faire un petit parasol de peur que sa couleur au soleil ne se fane !" (…) »

Il s'agit d'une magnifique panoplie de recadrages.

Ce nez, objet de raillerie, devient une curiosité, une exceptionnelle particularité de laquelle on peut être fier.

Changer le sens de ce qui nous ennuie, nous contrarie, c'est jouer à Tom Sawyer ou à Cyrano de Bergerac…

C'est voir et faire voir les désagréments d'une autre fenêtre afin que ceux-ci se présentent sous un autre jour et qu'ils nous délivrent des tensions qui les accompagnent.

« Je suis petite ?... Oui, je suis une Edith Piaf qui ne sait pas chanter ! »

« Je ne suis pas diplômé d'une grande école ?... Oui, je suis malheureusement contraint de montrer des résultats tangibles pour être reconnu. »

« Je suis laid... me trouver du charme suppose d'être imaginatif, créatif... ce n'est pas donné à tout le monde ! »

Puisque nous construisons nous-même notre réalité, pourquoi choisir systématiquement celle qui nous peine ou nous met en colère ?

Toutes les situations peuvent être regardées sous de multiples facettes.

Et une facette peut nous être plus favorable que les autres.

Je trouve que cette notion apparaît clairement dans les écrits de personnes qui ont survécu aux camps de concentration. Je citerai, pour exemple, Viktor E. Frankl, dans *Découvrir un sens à sa vie* : « Les petits plaisirs de la vie concentrationnaire nous apportaient une sorte de bonheur négatif – une "absence de souffrance" aurait dit Schopenhauer –, tant ces plaisirs étaient relatifs. »

Il ne cherchait bien entendu pas à vanter les joies du camp mais à souligner que l'on pouvait parfois porter son regard, au moins temporairement, sur ce qui était « plus supportable ».

Prendre conscience, et cela représente un travail de longue haleine, que nous fabriquons notre vision des « soucis » constitue une première étape vers une certaine forme de liberté et une moindre souffrance.

Voici quelques premières propositions pour entreprendre d'autres façons de voir les choses.

Mais l'on peut se dire bien d'autres choses encore...

Et si ce que je prends mal voulait dire autre chose ?

Comment se représenter, appréhender autrement les situations qui maltraitent notre besoin d'estime des autres ?

Là encore, point de recettes mais quelques réflexions…

Une critique, une moquerie sont aussi une marque d'attention !

> *« On aime mieux dire du mal de soi-même que de n'en point parler. »*
>
> La Rochefoucauld, *Maximes*.

Une critique, même négative, peut être un signe de reconnaissance.

Elle exprime parfois que nous existons pour l'autre, qu'il a des attentes envers nous – que cela soit légitime ou non est un autre problème.

« Tu es vraiment irresponsable ! » « Ce travail me déçoit de vous ! » sont autant des reproches que des demandes implicites pour que nous nous rapprochions de l'image que l'autre s'est forgée de nous.

Nous pourrions donc – eh oui, pourquoi pas ? – nous réjouir d'être regardés, « évalués »… quelle que soit l'issue de l'observation.

Ou nous réjouir de l'opportunité qui nous est offerte de parler de nous-même.

L'indifférence n'existe pas, il n'y a que des intérêts différents

Les personnes qui se reconnaissent comme susceptibles soulignent leur forte sensibilité à l'indifférence.

Pour elles, indifférence = exclusion.

> Luc explique : « Je me sens ignoré ou raillé ou mésestimé par une personne ou un groupe de personnes qui me signifie que je ne suis pas comme eux ou que je ne suis pas des leurs. Ou je me sens ignoré parce qu'une personne ne me gratifie pas de l'attention à laquelle j'estime avoir droit. »

> Sylvie raconte que son mari est souvent perdu dans ses pensées. Elle lui parle mais perçoit bien qu'il est ailleurs, qu'il ne l'écoute pas. Lorsqu'elle le lui fait remarquer, il s'excuse mais elle se sent tout de même vexée de ne pas être au centre de ses réflexions.
>
> Virginie est conviée à une soirée dont elle ne connaît pas les invités. Elle sait qu'elle ne sera pas très à l'aise car elle aura du mal à aller vers les autres, peinera à trouver des sujets de conversation anodins et rentrera difficilement dans les discussions décousues. Ni son physique, qu'elle juge quelconque, ni son attitude plutôt réservée n'amèneront les convives à venir lui parler. Elle va se sentir seule et rapidement rejetée.

Le tableau étant ainsi dressé, on peut se demander quel motif pousse Virginie à se rendre quand même à cette soirée. Mais cette décision est de sa responsabilité. Si elle choisit d'y aller, le mieux est de se demander comment elle peut s'aider à passer une bonne soirée qui ne lui donnera pas matière à ruminer son sentiment d'exclusion ?

Il s'agit de changer le sens de sa présence à cette soirée ou de changer le sens attribué à l'indifférence des autres.

Changer le sens de sa présence à cette soirée

Plutôt que d'y aller pour s'amuser ou en tout cas faire semblant, elle peut se mettre en situation d'y aller pour...

- réaliser une étude « sociologique » ;

- jouer un autre rôle que le sien ;

- prendre des photos ;

- s'ennuyer et écrire un poème sur l'ennui ;

  et trouver alors un nouvel intérêt à participer.

Il s'agirait de détourner son attention de la contrainte qu'elle s'impose : « s'intégrer à tout prix ».

Changer le sens attribué à l'indifférence des autres

Indifférence signifie que l'autre ne nous témoigne pas d'attention particulière.

« Est-ce parce que je ne compte pas pour lui ? Parce que je ne suis pas digne d'intérêt ? » sont quelques-unes des questions que se pose une personne particulièrement sensible à l'attention qu'on lui porte.

Elle pourrait également se demander : Pourquoi devrait-on particulièrement s'intéresser à moi ? Suis-je effectivement abordable, accessible ?

© Eyrolles

Car n'oublions pas que mon interlocuteur, comme tout être humain, agit en fonction de ses propres intérêts, de ses priorités, du rôle qu'il veut tenir à tel ou tel moment, de la même manière que j'agis en fonction des miens.

Être intéressant pour tout le monde est impossible.

> Nathalie me dit un jour : « Tu te rends compte, Yves – son directeur général – nous salue à peine lorsqu'il nous croise dans les couloirs !
>
> — Oui, et alors ? Que voudrais-tu qu'il fasse ?
>
> — Je ne sais pas...qu'il s'intéresse à ce que l'on fait !
>
> Cette remarque m'a étonnée. Nathalie attendait de son directeur des choses pas si légitimes et, en tout cas, très difficiles à obtenir.
>
> Comment imaginer qu'il pourrait prendre des nouvelles de chacun des 70 collaborateurs qu'il croise dans la journée ?
>
> Nathalie m'expliqua qu'on n'était probablement pour lui que des forces productives... et je me suis dis : « Oui, mais est-ce un problème à partir du moment où le contrat de travail est clair, respecté, et que l'on est correctement traités et écoutés lorsque nous rencontrons des problèmes, soumettons une idée ? »

Chacun d'entre nous a ses préoccupations et ses centres d'intérêts prioritaires.

Vouloir absolument être au centre des préoccupations et de l'intérêt d'autrui nous fait prendre les risques de la déception et de la frustration.

Les questions deviennent donc :

Est-ce important pour moi d'être considéré par cette personne ?

Qu'est-ce que cela m'apporterait ?

Quels sont les signes de considération que j'attends ?

Fais-je ce qu'il faut pour les obtenir ?

Il s'agit là de se rendre moins dépendant des « bons sentiments » d'autrui, de se considérer comme largement responsable de nos propres attentes et de l'attitude d'autrui à notre égard.

Rodolphe raconte la vexation qu'il a récemment subie.

« Alors que nous étions tous conviés – toute la famille dont mes quatre frères et sœurs – à l'anniversaire d'une de nos cousines, je me suis rendu compte, quelques jours avant la fête organisée, que j'étais le seul à ne pas avoir été contacté pour participer au cadeau commun. On m'avait oublié. J'étais tellement déçu que je n'avais plus envie de me joindre à cette famille ingrate. »

— Et d'après vous, pour quelle(s) raison(s) n'avez-vous pas été sollicité ? »

— Je ne sais pas…

— Qui était chargé de collecter les contributions de chacun ?

— Mon frère aîné.

— C'est donc lui et non votre famille qui vous a, dites-vous, oublié ?

— Oui.

— Et vous n'avez aucune idée de ce qu'il a pu se dire, pour ne pas vous appeler ?

— … Non.

— Que pourrait-il vous répondre si vous lui demandiez ?

— Il me dirait peut-être qu'il croyait que je ne voudrais pas car je suis quelqu'un de très indépendant qui n'aime pas faire comme tout le monde.

— Et aurait-il raison ?

— Oui, mais ce n'est pas une raison pour ne pas me demander ! »

Cet échange souligne un certain nombre de particularités de la susceptibilité liée au sentiment d'exclusion, d'indifférence :

• la généralisation : « la famille au lieu de mon frère aîné » ;

• l'interprétation des intentions : « on m'a oublié » ;

• la réponse spontanée : « je n'ai plus envie de participer à cette fête » ;

• la tentation : « je fais les réponses et les questions » ;

• une minimisation du rôle majeur que l'on joue dans le comportement
des autres à notre égard ;

• et une attente que l'autre passe outre l'image qu'il a de moi (« je suis
quelqu'un d'indépendant… ») pour agir. Pourquoi le ferait-il ?

Dans cet exemple, le diagnostic posé par Rodolphe – « on m'a oublié » –
n'est qu'un des multiples diagnostics possibles. Ce qui est regrettable
pour lui puisque cette situation le fait souffrir, c'est qu'il s'enferme dans
ce diagnostic frustrant.

Comment pourrait-il s'en dégager ?

Au moins deux possibilités : poser la question à son frère ou dresser la
liste de toutes les raisons possibles pour ne pas se figer dans la plus res-
trictive d'entre elles. Si oubli il y a, s'interroger sur ce qui, dans sa relation avec son frère, conduit ce dernier à l'oublier et quelle est sa part de
responsabilité.

Imaginons maintenant que le frère de Rodolphe lui dise sur un ton que
ce dernier prendrait comme condescendant : « Je ne t'ai pas appelé parce
que je sais qu'avec ton salaire, tu ne peux pas participer à ce genre de
cadeau. »

Le propos de ce frère est maladroit mais pas, en soi, humiliant, pour peu que Rodolphe ne l'interprète pas en ce sens : « Il me fait remarquer que j'ai moins bien réussi qu'eux, que je ne suis pas des leurs. »

Pour se libérer de l'interprétation qui s'impose spontanément à notre esprit, la démarche est toujours la même : questionner ou envisager plusieurs hypothèses.

Si volonté il y a de rabaisser Rodolphe au rang de « frère comptant moins que les autres car gagnant moins bien sa vie », alors qu'est-ce qui, dans le comportement de Rodolphe, dans la relation à ce frère, produit cette conclusion ?

Il y a malheureusement des cas où l'exclusion ne relève pas de l'interprétation de l'individu mais bien d'une réalité : les mots sont prononcés ou les attitudes sont explicites. Je pense par exemple à des situations d'exclusion liées à la couleur de la peau, à un handicap physique ou mental, une appartenance religieuse ou politique, à une caractéristique physique ou une « faiblesse » dont d'autres peuvent tirer profit, au harcèlement moral.

Fondamentalement, la démarche pourrait être la même mais son efficacité beaucoup plus aléatoire car l'on touche à une vision du monde probablement très difficile à faire bouger. C'est bien joli de vouloir questionner, mais comment ce candidat noir qui s'entend dire lors d'un entretien de recrutement : « Vous savez, les clients ne sont pas très ouverts aux différences culturelles » peut-il rebondir ?

Il peut toujours demander : « Avez-vous déjà rencontré cette difficulté lors d'un précédent recrutement ? » ; « Quelle image vos clients ont-ils d'un attaché commercial noir ? »

Mais il aura probablement du mal à y croire.

Il n'y a pas lieu de rechercher d'autres hypothèses, tant les propos sont dépourvus d'ambiguïté. Et se dire « en quoi suis-je responsable de cela ?» est tout à fait intolérable.

Nous atteignons là les limites de notre démarche.

Alors que faire en attendant que le monde change – et l'on peut bien entendu agir en ce sens – et que notre sensibilité naturelle soit soumise à moins rude épreuve ?

Réussir à ne pas faire une « affaire personnelle » des attaques auxquelles on est confrontés… car celles-ci ne nous sont pas toujours exclusivement destinées.

Il s'agit de faire la part entre ce qui m'est destiné et ce qui tient à la trajectoire personnelle de mon interlocuteur.

Car, dans un certain nombre de cas, l'autre ne m'attaque pas, il se défend.

L'autre ne cherche pas à me faire du mal mais à se faire du bien !

> « Je rentre indigné de cette éternelle manie que je trouve autour de moi, de censurer, railler, ridiculiser le prochain, à tout prix. »
>
> Amiel, *Journal*.

Se placer du point de vue de l'autre, ce n'est pas forcément accepter ni excuser mais se départir du sentiment qu'il s'agit d'une attaque *personnelle*. En effet, mon interlocuteur se défend ou en tout cas préserve ses intérêts plus qu'il ne m'attaque. Il se met en valeur, lui, plus qu'il ne me dévalorise. Il prend le pouvoir plus qu'il ne m'affaiblit.

La différence de registres peut paraître extrêmement ténue.

Peut-être cette conception des choses ne sera-t-elle pas partagée par une majorité de lecteurs. D'ailleurs, percevoir les choses sous cet angle ne revêt un intérêt que si cela aide à relativiser certaines attitudes à notre égard que l'on ne peut pas changer et qui nous font souffrir. Ce ne serait autrement qu'une complaisance gratuite.

Quand j'affirme que l'autre se défend plus qu'il ne m'attaque, qu'est-ce que cela signifie ?

Que *nous représentons plus que nous ne sommes.*

Nos semblables ne nous voient pas tels que nous sommes mais surtout en fonction de ce que nous représentons pour eux.

Notre tort est probablement de souhaiter être intéressants dans l'absolu.

Je suis souvent frappée de saisir des bribes de conversations, dans les transports en commun, au café, au restaurant, bribes d'échanges entre amis, collègues de bureau, membres d'une même famille.

« Médire » sur autrui semble faire partie des activités sociales les plus plaisantes… et ce à tel point que l'on peut se demander pourquoi.

Lorsque l'on fait une critique à quelqu'un ou que l'on relève ses failles, son infortune, c'est aussi à soi-même que l'on parle, comme pour se réconforter. Ainsi, quand quelqu'un nous adresse un reproche ou une moquerie, n'oublions pas qu'il a, lui aussi un amour-propre et que c'est également de ce dernier dont il s'agit dans la conversation.

« Notre amour-propre nous dérobe à nous-mêmes, et nous diminue tous nos défauts. Nous vivons avec eux comme avec les odeurs que nous portons ; nous ne les sentons plus, elles n'incommodent que les autres : pour les voir dans leur vrai point de vue, il faut les voir dans autrui. »[1]

---

1. Madame de Lambert *Avis d'une mère à sa fille.*

© Eyrolles

« On aime à blâmer les vices que l'on n'a point, parce que c'est une manière tacite de se louer. »[1]

En effet, on critique souvent chez les autres :

- Ce que l'on ne s'autorise pas soi-même (et notamment les « libertés » qu'ils s'accordent et dont on se prive)

> Christine me reproche d'arriver en retard à nos rendez-vous parce qu'elle se dépêche, elle, afin d'être à l'heure. La liberté qu'elle croit que je m'accorde fait écho à la contrainte qu'elle s'impose.
>
> J'entendais l'autre jour Sophie dire d'une amie : « T'as vu comment elle s'habille, à son âge – 41 ans ? Elle porte des jupes courtes et des chemisiers moulants ! »
>
> — Et alors ? lui répondis-je, en quoi est-ce "remarquable" ?
>
> — Ça ne lui va pas et elle a l'air ridicule !
>
> — C'est ton avis mais qu'est-ce qui t'embête, toi, au point de te moquer d'elle en son absence ? »

La fin de notre discussion a mis en évidence que Sophie n'osait pas, elle, se vêtir de manière encore « jeune » car elle craignait justement le ridicule. Que son amie prenne cette liberté mettait en évidence les barrières qu'elle s'imposait.

---

1. Jean-Benjamin de Laborde, *Pensées et maximes.*

• Ce qui nous rappelle que nous valons mieux

> « Pauline et Francis forment un drôle de couple. As-tu vu comme ils se parlent mal ? D'ailleurs, c'est vrai qu'ils ne sont pas très assortis. Pauline est quand même beaucoup plus ouverte, intelligente que Francis ! »

Quel magnifique rappel, pour Nadia qui s'exprime ainsi, que son propre couple fonctionne autrement et qu'ils entretiennent, elle et son conjoint, une relation constructive, fondée sur une valeur importante pour elle : « être assorti ».

Alors, quand vous recevez une critique, une moquerie, n'oubliez pas que votre interlocuteur vous parle aussi de lui-même.

Cela ne signifie pas que ces remarques soient à rejeter sous prétexte qu'elles ne concernent pas que nous… mais qu'elles sont aussi à relativiser.

L'idéal serait de mettre en place un filtre subtil qui nous permettrait de repérer ce qui mérite notre attention – parce que cela nous concerne directement, est important pour la relation, nous fait réfléchir et avancer… – et ce qui n'en mérite pas.

En résumé : chaque fois que cela est possible, nous placer dans une perspective interactionnelle : l'important n'est pas tant ce qui m'est dit – même si cela peut m'apprendre des choses intéressantes – mais ce que cela dit de la relation.

Renoncer à son infaillibilité **6**

Finalement, tout revient à ça : accepter certaines de nos imperfections…

Vouloir être parfait, c'est espérer échapper à la condition humaine

Le perfectionnisme est une quête commune à nombre de « victimes » de la susceptibilité.

On espère être différent, se soustraire aux contingences de l'ordinaire. On veut à tout prix « bien faire », « bien paraître », comme si cela nous mettait à l'abri des reproches ou regards dévalorisants.

Tout cela nous place probablement face à la peur d'être ordinaire, « comme tout le monde » alors que la perfection hisse au rang de l'exceptionnel, du « jamais vu ».

Si je suis parfait, je ne peux obtenir de la part d'autrui qu'approbation voire admiration.

Mais en courant après cette perfection que je n'atteindrai jamais, je me prive d'autres choses qui seraient à ma portée.

On explique souvent que le perfectionnisme exacerbé de Franz Kafka l'a conduit à laisser inachevés de nombreux manuscrits.

Le perfectionnisme, s'il est un moteur – il pousse à se dépasser, à anticiper les difficultés – est aussi un facteur de vulnérabilité.

Il nous rend plus fragiles.

Mieux vaudrait « simplement » rechercher la qualité que la perfection. La différence entre les deux quêtes ?

Le niveau d'attente.

Dans le perfectionnisme, l'attente, les buts poursuivis sont souvent confus, intangibles, ne peuvent jamais être atteints : c'est une quête sans fin.

De façon implicite, on se dit : « Je voudrais que les autres me remarquent tel que je crois être, qu'ils me comprennent sans que j'aie à dire les choses, qu'ils reconnaissent mes efforts… »

La fragilité est inhérente à la vie

« Lorsque vous cassez un objet, votre première impulsion est-elle de le jeter ? Préférez-vous au contraire le réparer tout en regrettant tristement la perte de sa "perfection" originelle ? Quoi qu'il en soit, considérez la façon dont les Japonais traitaient les ustensiles de la cérémonie du thé. S'ils étaient fabriqués dans les matériaux les plus simples, comme l'argile, ces tasses à thé et ces bols étaient admirés pour la pureté de leur ligne et leurs qualités spirituelles. On en prenait le plus grand soin et ils étaient l'objet du plus grand respect. Voilà pourquoi une tasse à thé de cérémonie n'était presque jamais cassée. Lorsque, malgré tout, un accident arrivait et qu'une tasse se brisait, on la réparait avec de l'or. Plutôt que d'effectuer une réparation cosmétique, on mettait au contraire en relief les lignes des fêlures et des brisures. Les fines couches d'or annonçaient à tous que la tasse avait été cassée, puis réparée, et qu'elle était donc sujette au changement. On en rehaussait ainsi la valeur. »

Gary Thorp, *Le Zen des petits riens.*

Cette histoire me rappelle une anecdote qui m'avait à l'époque interpellée.

Alors que je m'évertuais à accomplir mon travail dans un scrupuleux souci de ne pas « fauter » – je travaillais d'arrache pied, ne comptant ni mes heures ni mes efforts pour être à la hauteur de la tâche –, je commis une erreur dans le traitement d'un dossier. Honteuse, presque prête à donner ma démission tant je trouvais ma faute insurmontable, insultante, j'informai mon patron de la situation. Et là, à ma grande stupeur, il me regarda avec un léger sourire amusé et me dit :« Ah, enfin, je commençai à douter que vous soyez humaine ! »

L'imperfection possède sa propre valeur, si on n'est pas obnubilé par le projet de la cacher à tout prix.

Accepter nos imperfections semble plus difficile que de décorer une tasse de thé ébréchée ?

Pourtant, on est peut-être là au cœur du travail sur la susceptibilité : se reconnaître comme être vivant, mortel, en devenir plutôt qu'achevé et accepter que les autres nous voient ainsi.

Je suis faillible donc j'existe !

« Les circonstances extérieures forment un décor et une action changeants. Mais nous portons tout en nous et les circonstances ne jouent jamais un rôle déterminant : il y aura toujours des situations bonnes ou mauvaises à accepter comme un fait accompli – ce qui n'empêche personne de consacrer sa vie à améliorer les mauvaises. Mais il faut connaître les motifs de la lutte que l'on mène, et commencer par se réformer soi-même, et recommencer chaque jour. »[1]

Sans faille, sans chaos, point de vie !

J'existe parce que mes failles, mon incomplétude, me poussent à chercher, à aller vers les autres, à me séparer, à trouver une voie puis une autre.

Sans loupé, plus de tentatives…

Et sans défaut, plus de qualités !

---

1. Etty Hillesum, *Une vie bouleversée.*

Conclusion

Plus que de susceptibilité à proprement parler, il me semble que c'est avant tout du besoin d'estime des autres dont il a été question dans cet ouvrage.

Du besoin d'estime des autres dont la satisfaction n'est jamais acquise, toujours en suspens.

Ce besoin a souvent, je le trouve, mauvaise presse : « Qu'est-ce que ça peut te faire que l'on ne t'apprécie pas ? », « Tu n'as qu'à te moquer de ce que l'on pense de toi ! ».

Comme s'il témoignait d'une faiblesse de caractère… Allons bon, nous ne serions pas si indépendants d'esprit que cela ?

Il faut dire que nous subissons une certaine forme de pression sociale – être fort, se suffire à soi-même, savoir ce que l'on veut… – qui va certainement à l'encontre de nos besoins fondamentaux. C'est pourquoi j'espère avoir développé, dans cet ouvrage, une conception non culpabilisante de la susceptibilité.

Elle n'est ni un bien, ni un mal mais parfois un facteur de souffrance que l'on aimerait tenir à plus grande distance.

© Eyrolles

187

Elle est un pardessus inconfortable, comme mal taillé pour nous, ou un peu râpeux, qui nous « démange » et que l'on aimerait échanger contre un vêtement plus souple, plus ajusté à nos mesures singulières, plus douillet.

Car nous serions alors et mieux protégés du monde extérieur, et plus à l'aise dans nos mouvements… et peut-être plus à notre avantage aux yeux d'autrui !

J'ai voulu montrer que l'on peut changer de pardessus si l'on en a assez de celui qui nous habille habituellement.

Car il n'est pas notre peau… tout au plus une couche sur notre peau.

Mais je ne sais pas si vous partagez cet avis…

Bibliographie

ALBERT Éric et NGUYEN NHON Daniel, *N'obéissez plus !*, Éditions d'Organisation, 2001.

BATESON Grégory, RUESCH J., *Communication et société*, Éditions du Seuil, 1988.

CERVEAU & PSYCHO, numéro 7, Pour la Science.

CHALIER Catherine, *De l'intranquillité de l'âme*, Éditions Payot & Rivages, 1999.

CYRULNIK Boris, *Les Nourritures affectives*, Éditions Odile Jacob, 1993.

DAMASIO Antonio, *Le Sentiment même de soi*, Éditions Odile Jacob, 1999.

DAMASIO Antonio, *L'Erreur de Descartes. La raison des émotions*, Éditions Odile Jacob, 1995.

DAMASIO Antonio, *Spinoza avait raison. Joie et tristesse, le cerveau des émotions*, Éditions Odile Jacob, 2003.

DANINOS Pierre et DORE Ogrizek, *Savoir-vivre international*, Éditions Odé, 1950.

ÉPICTÈTE, *Manuel*, Éditions Payot & Rivages, 1994.

FRANKL Viktor E., *Découvrir un sens à sa vie,* Les Éditions de l'Homme, 1988.

HILLESUM Etty, *Une vie bouleversée,* Éditions du Seuil, 1985.

JACQUARD Albert, *Éloge de la différence, La génétique et les hommes,* Éditions du Seuil, 1978.

JULLIEN François, *Traité de l'efficacité,* Éditions Grasset & Fasquelle, 1996.

KOURILSKY Françoise, *Du désir au plaisir de changer : comprendre et provoquer le changement,* Dunod, 2004.

LABORIT Henri, *Biologie et Structure,* Éditions Gallimard, 1968.

MONTAIGNE Michel de, *Essais,* GF Flammarion, 1993.

PASCAL Blaise, *Pensées,* Bordas, 1991.

ROSENBERG Marshall, *Les mots sont des fenêtres (ou bien ce sont des murs). Initiation à la communication non violente,* La Découverte & Syros, 1999.

ROSSI Ernest Lawrence, *Psychobiologie de la guérison,* Éditions Le souffle d'or, 2002.

ROUSSEAU Jean-Jacques, *Discours sur l'origine et les fondements de l'inégalité parmi les hommes,* Livre de poche, 1996.

ROUSTANG François, *La Fin de la plainte,* Éditions Odile Jacob, 2001.

SANSOT Pierre, *La Beauté m'insupporte,* Éditions Payot & Rivages, 2004.

SAUCET Michel, *La Sémantique générale aujourd'hui, Le courrier du Livre,* 1996.

SERVAN-SCHREIBER David, *Guérir,* Éditions Robert Laffont, 2003.

SPINOZA Baruch, *L'Éthique,* Éditions Gallimard, 1954.

THORP Gary, *Le Zen des petits riens,* Éditions Anne Carrière, 2002.

TODOROV Tzvetan, *La Vie commune : essai d'anthropologie générale,* Éditions du Seuil, 2003.

WATZLAWICK Paul, *Comment réussir à échouer. Trouver l'ultrasolution,* Éditions du Seuil, 1988.

WATZLAWICK Paul, *Faites vous-même votre malheur,* Éditions du Seuil, 1984.

WATZLAWICK Paul, *L'Invention de la réalité,* Éditions du Seuil, 1988.

WATZLAWICK Paul, *La Réalité de la réalité,* Éditions du Seuil, 1978.

WATZLAWICK Paul, HELMICK BEAVIN J., JACKSON Don D., *Une logique de la communication,* Éditions du Seuil, 1972.

WATZLAWICK Paul, WEAKLAND J., FISH R., *Changements, Paradoxes et psychothérapie,* Éditions du Seuil, 1975.

WITTEZALELE Jean-Jacques, *L'Homme relationnel,* Éditions du Seuil, 2003.